FABIANE ARIELLO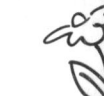

# Nasce uma mamãe

**Fundamento**

2007, Editora Fundamento Educacional Ltda.

Editor e edição de texto: Editora Fundamento
Capa e editoração eletrônica: Commcepta Design
CTP e impressão: Sociedade Vicente Pallotti

**Dados Internacionais de Catalogação na Publicação (CIP)**
(Câmara Brasileira do Livro, SP, Brasil)

Ariello, Fabiane
 Nasce uma mamãe / Fabiane Ariello – São Paulo – SP :
Editora Fundamento Educacional, 2007.

 1. Mães e filhos 2. Maternidade – Aspectos psicológicos I. Título.

07-1745                                                                                                    CDD-158.2

**Índices para catálogo sistemático:**
1. Auto-ajuda : Relações interpessoais : Psicologia aplicada 158.2

Fundação Biblioteca Nacional

Depósito legal na Biblioteca Nacional, conforme Decreto n.º 1.825, de dezembro de 1907.
Todos os direitos reservados no Brasil por Editora Fundamento Educacional Ltda.

Impresso no Brasil

Telefone: (41) 3015 9700
E-mail: info@editorafundamento.com.br
Site: www.editorafundamento.com.br

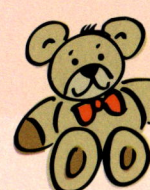

De: ...................................................................................
Para: ...............................................................................

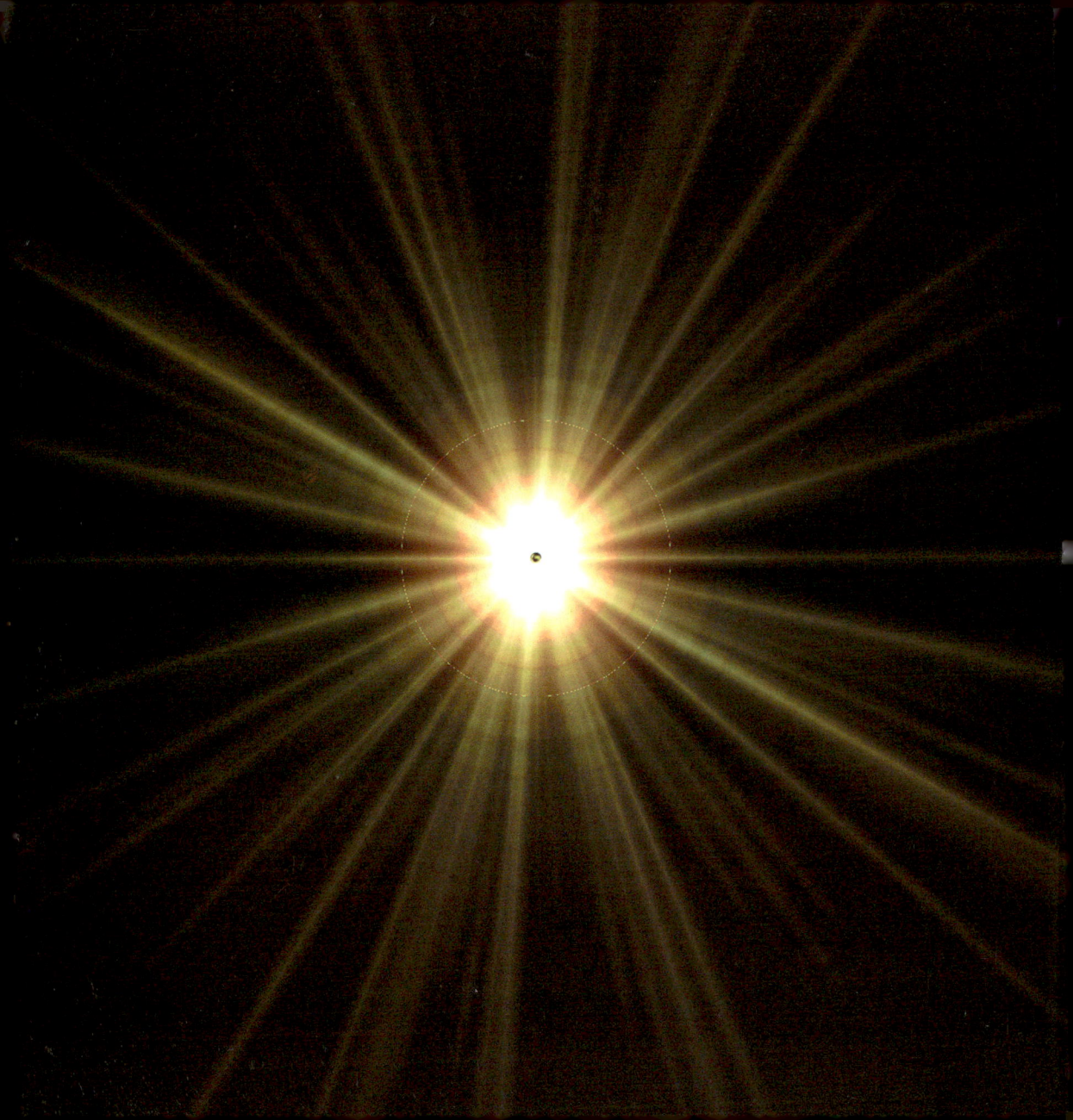

Sempre que nasce um bebê,
nasce também uma mamãe.

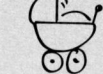

Sim! Mesmo que essa moça bonita já seja mãe de alguém, ela será uma nova mamãe para cada novo bebê.

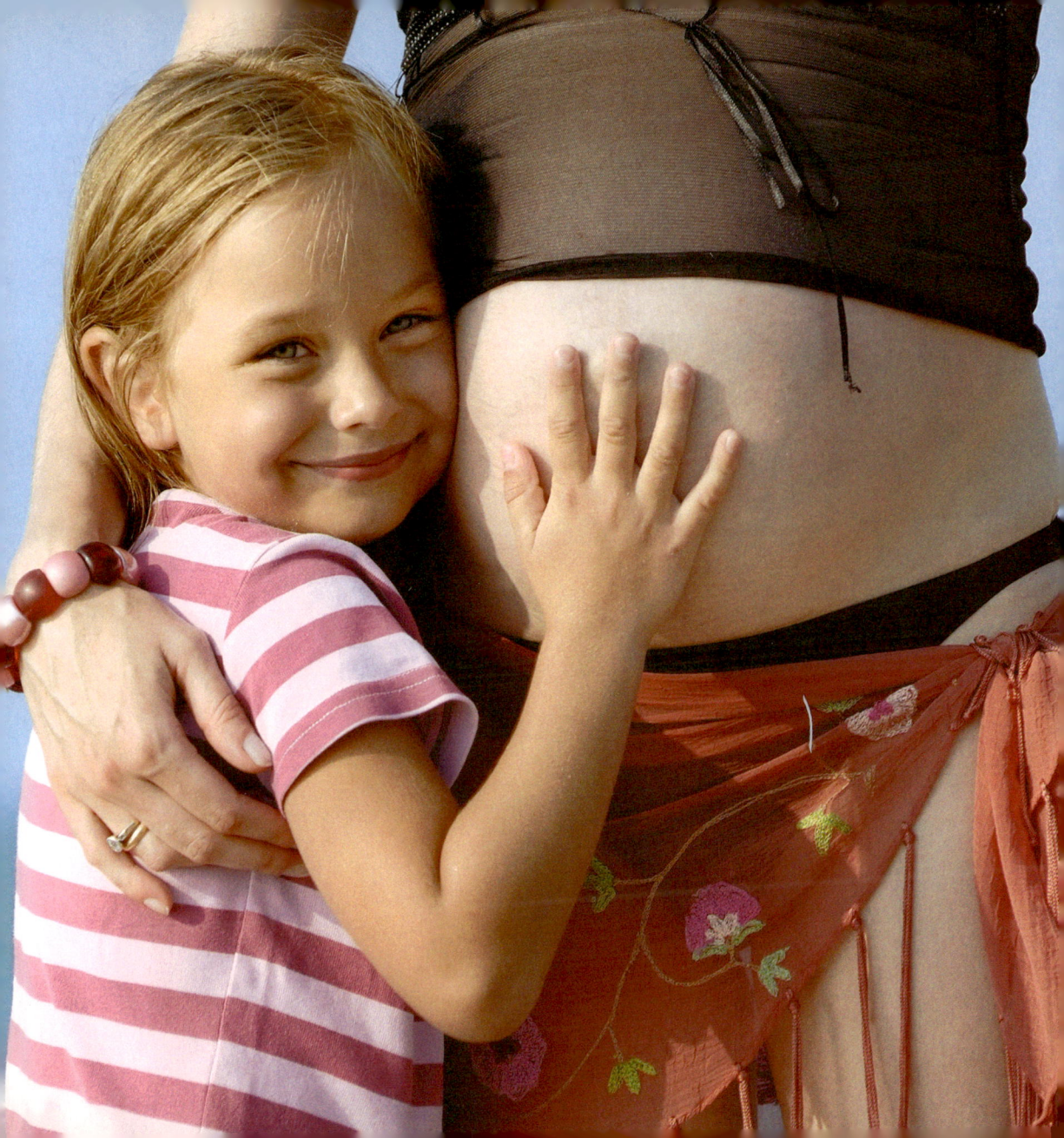

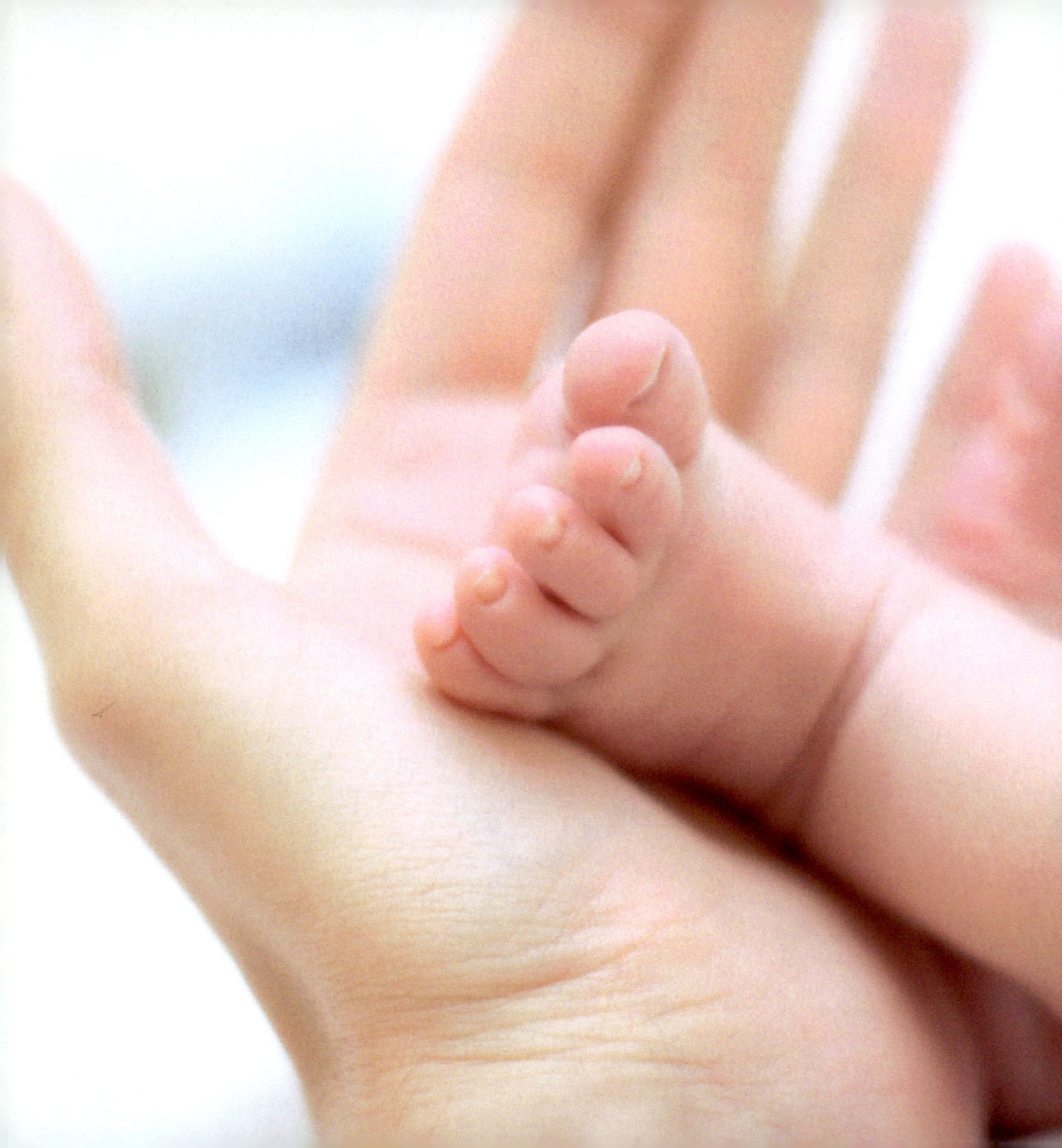

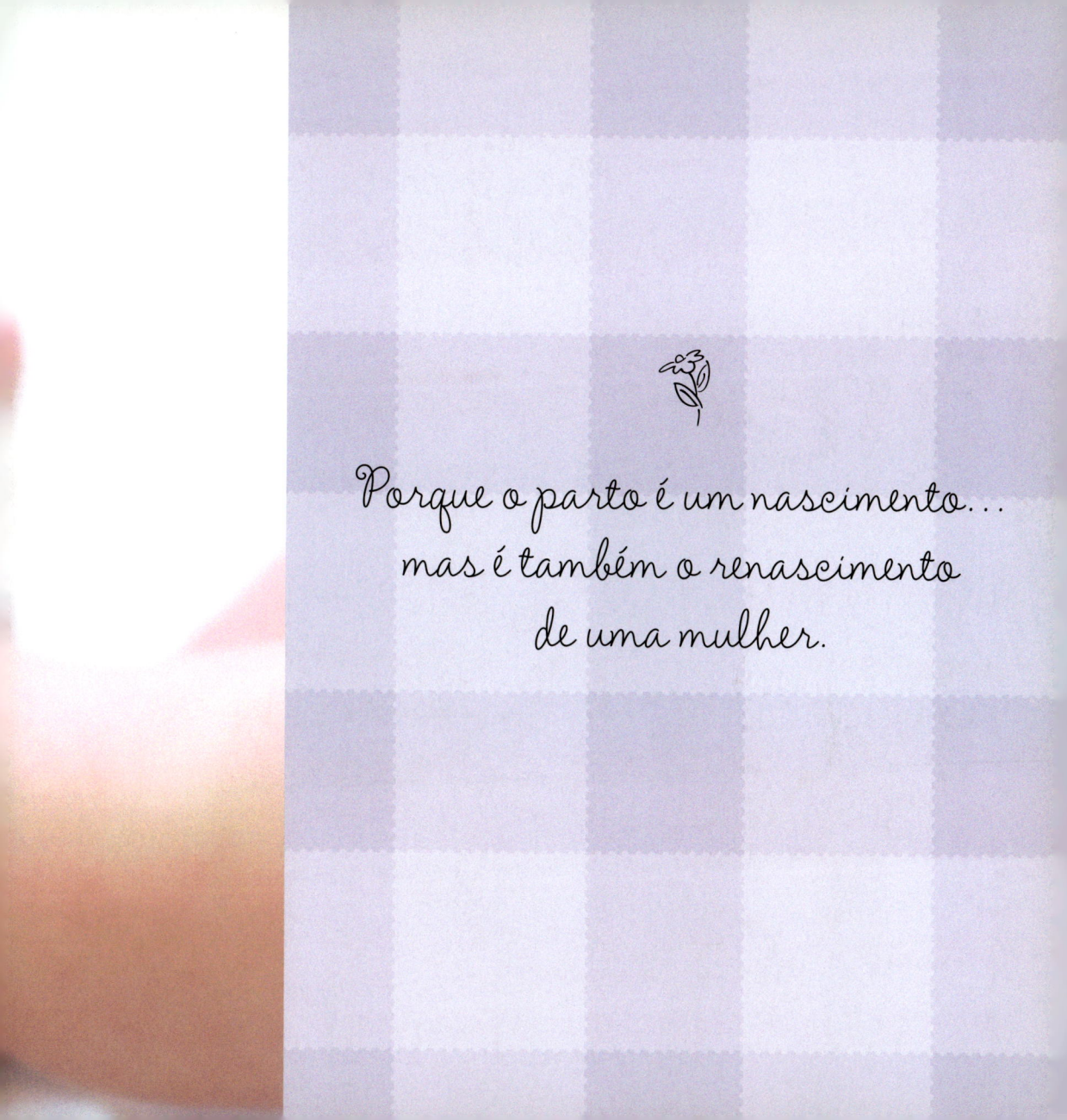

Porque o parto é um nascimento...
mas é também o renascimento
de uma mulher.

E não importa quantos filhos você tenha...

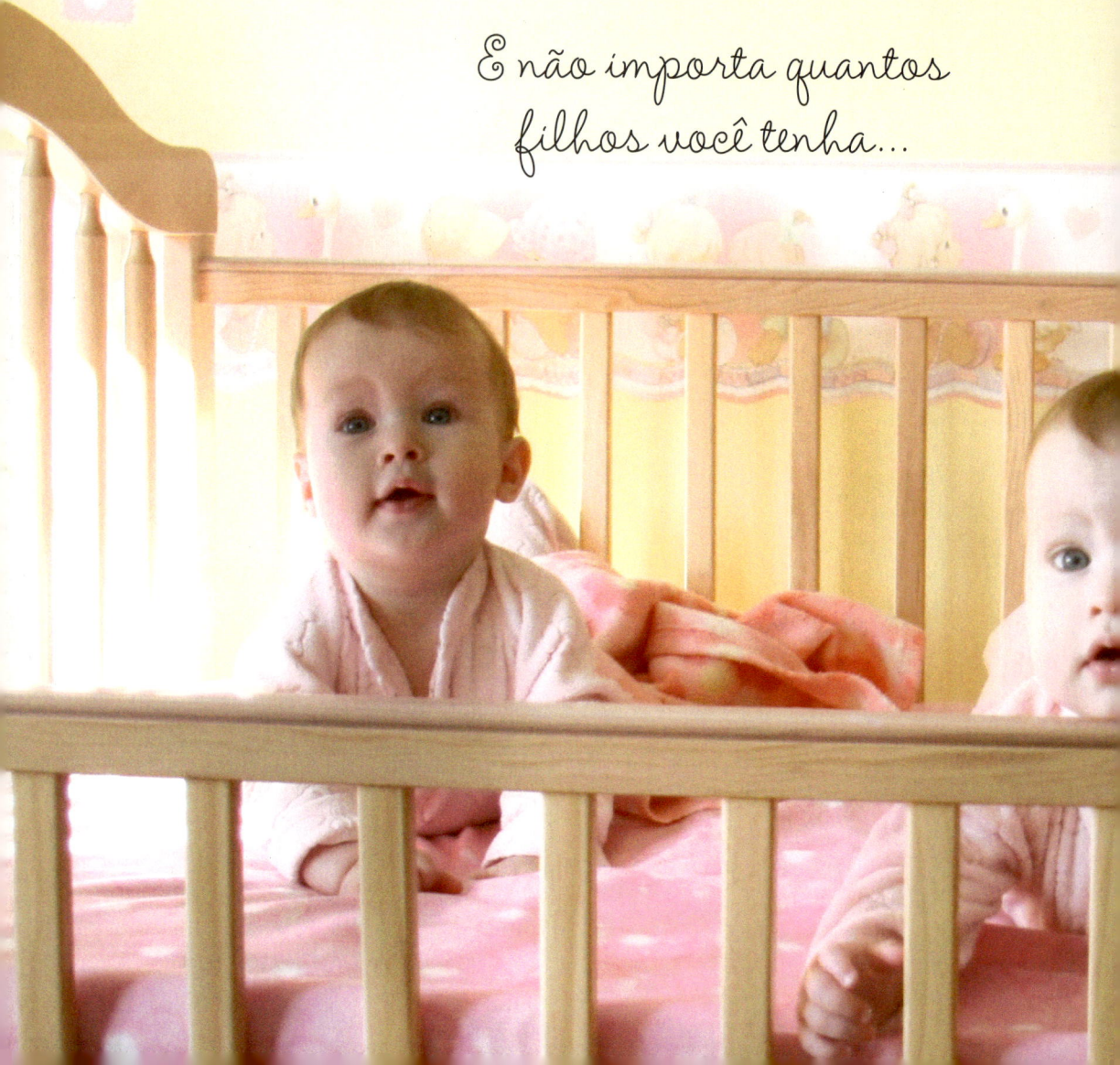

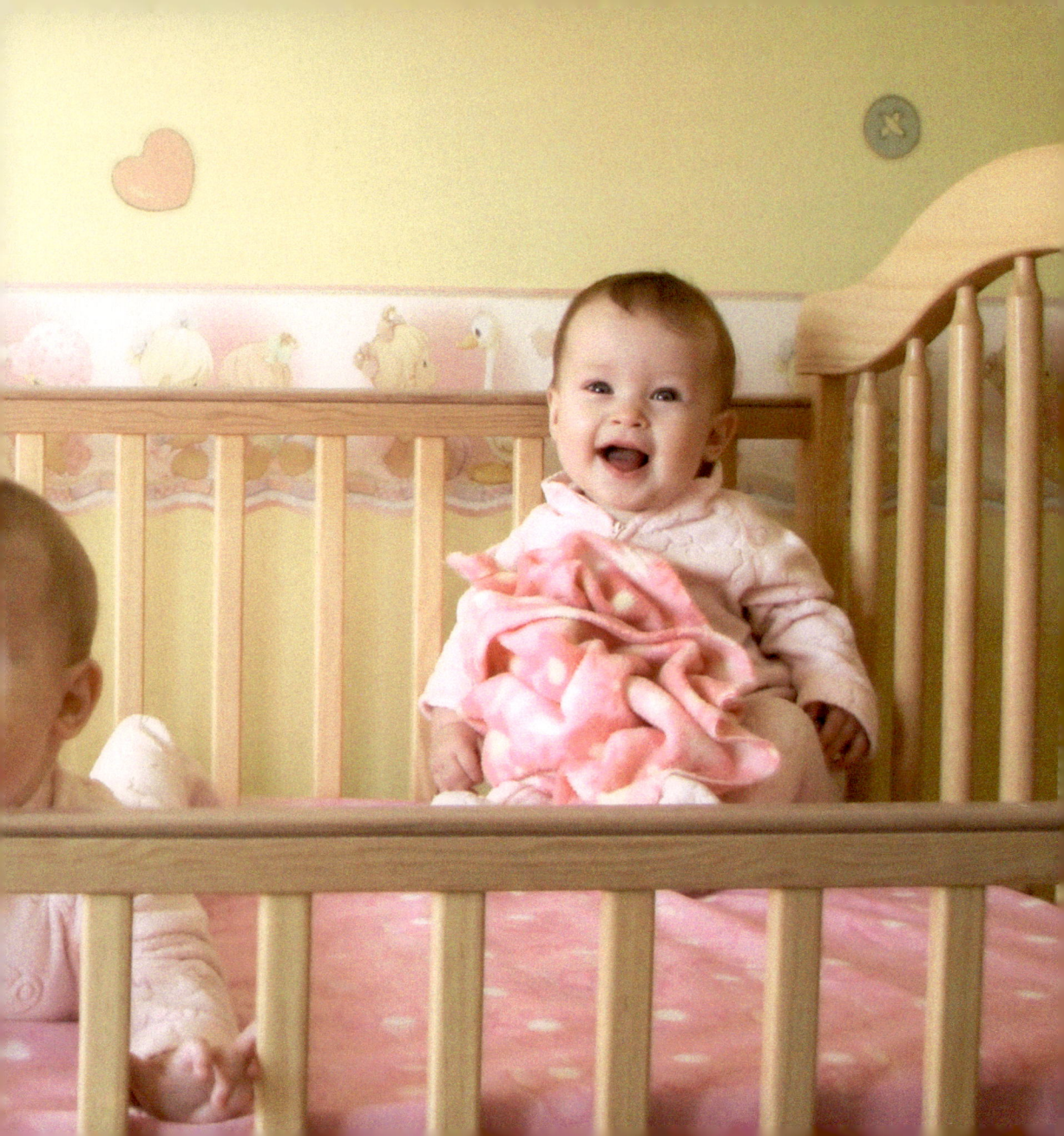

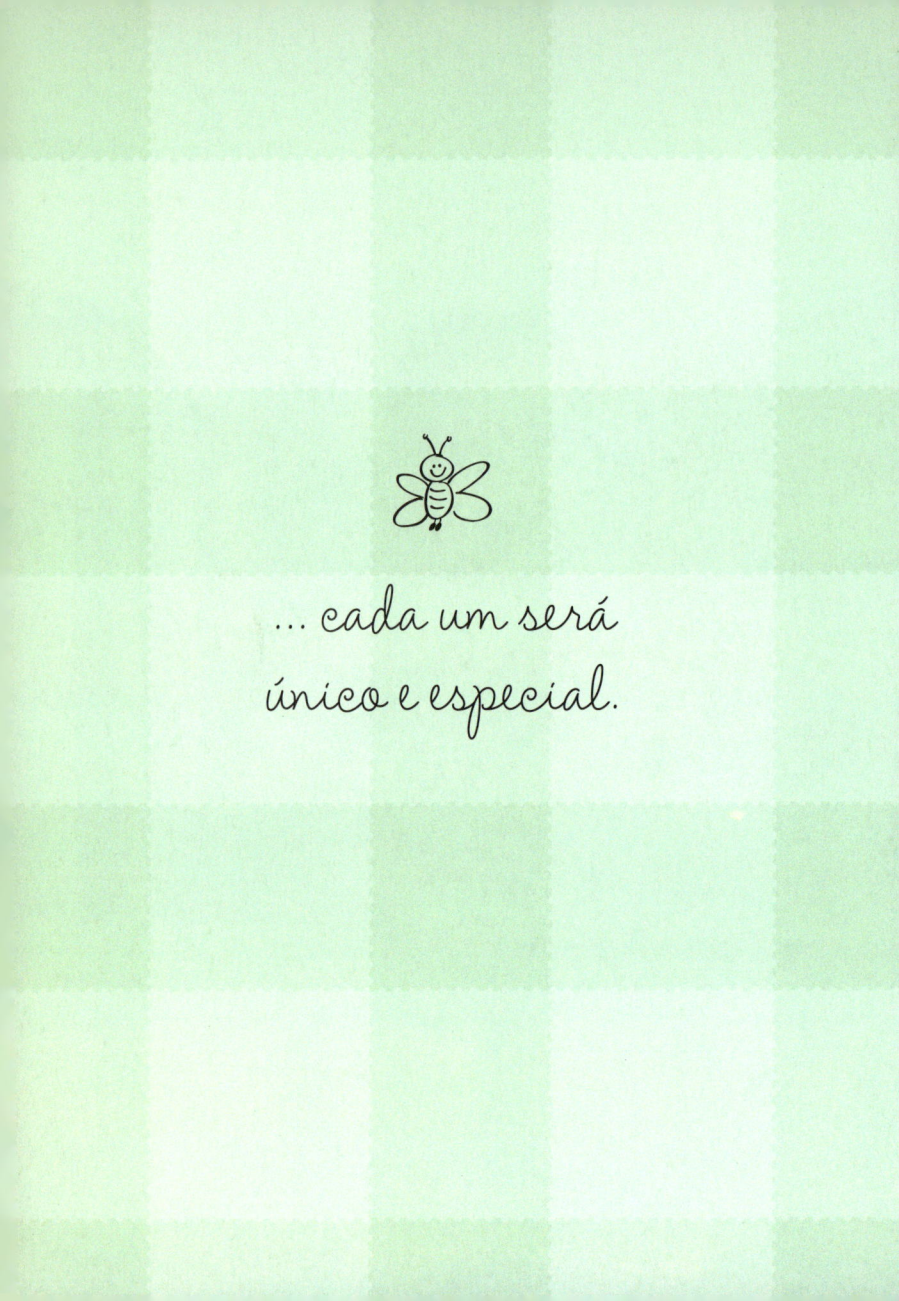

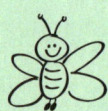

... cada um será único e especial.

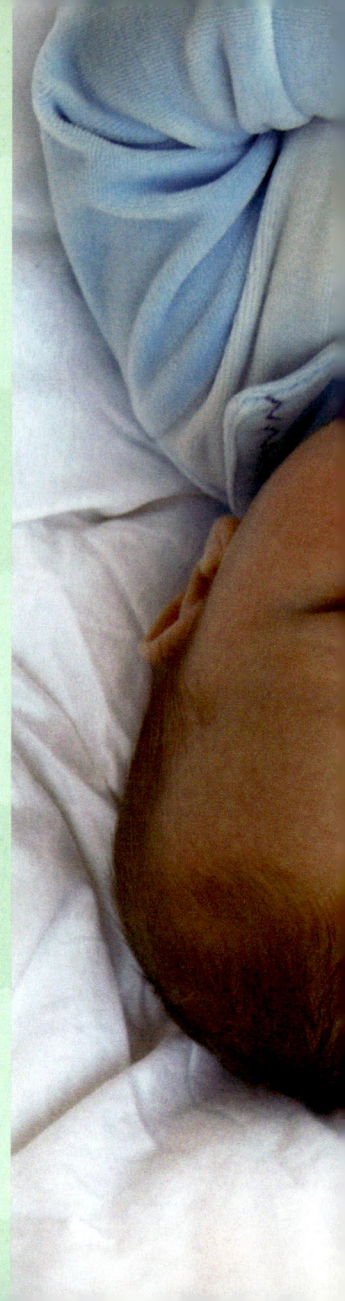

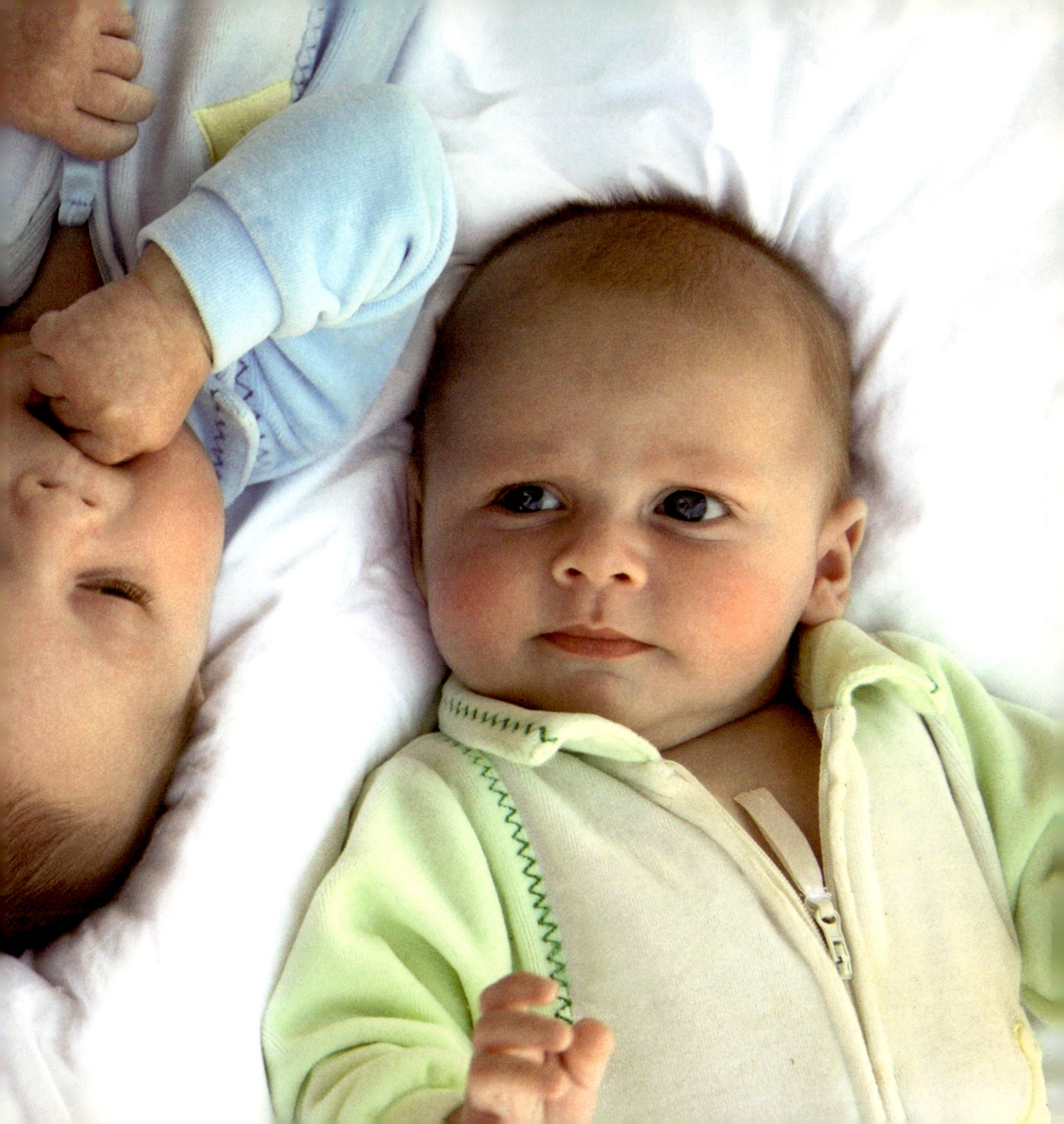

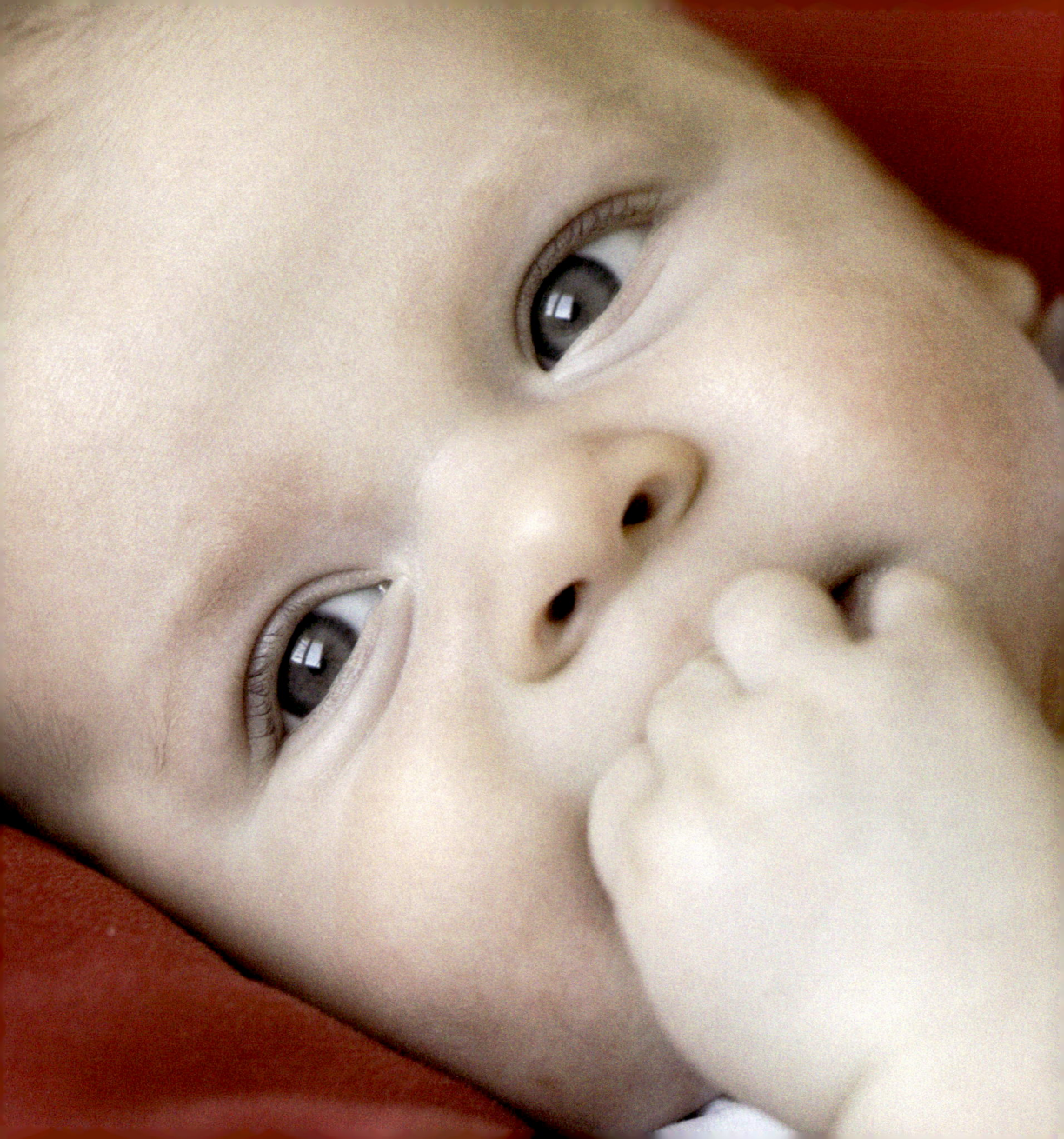

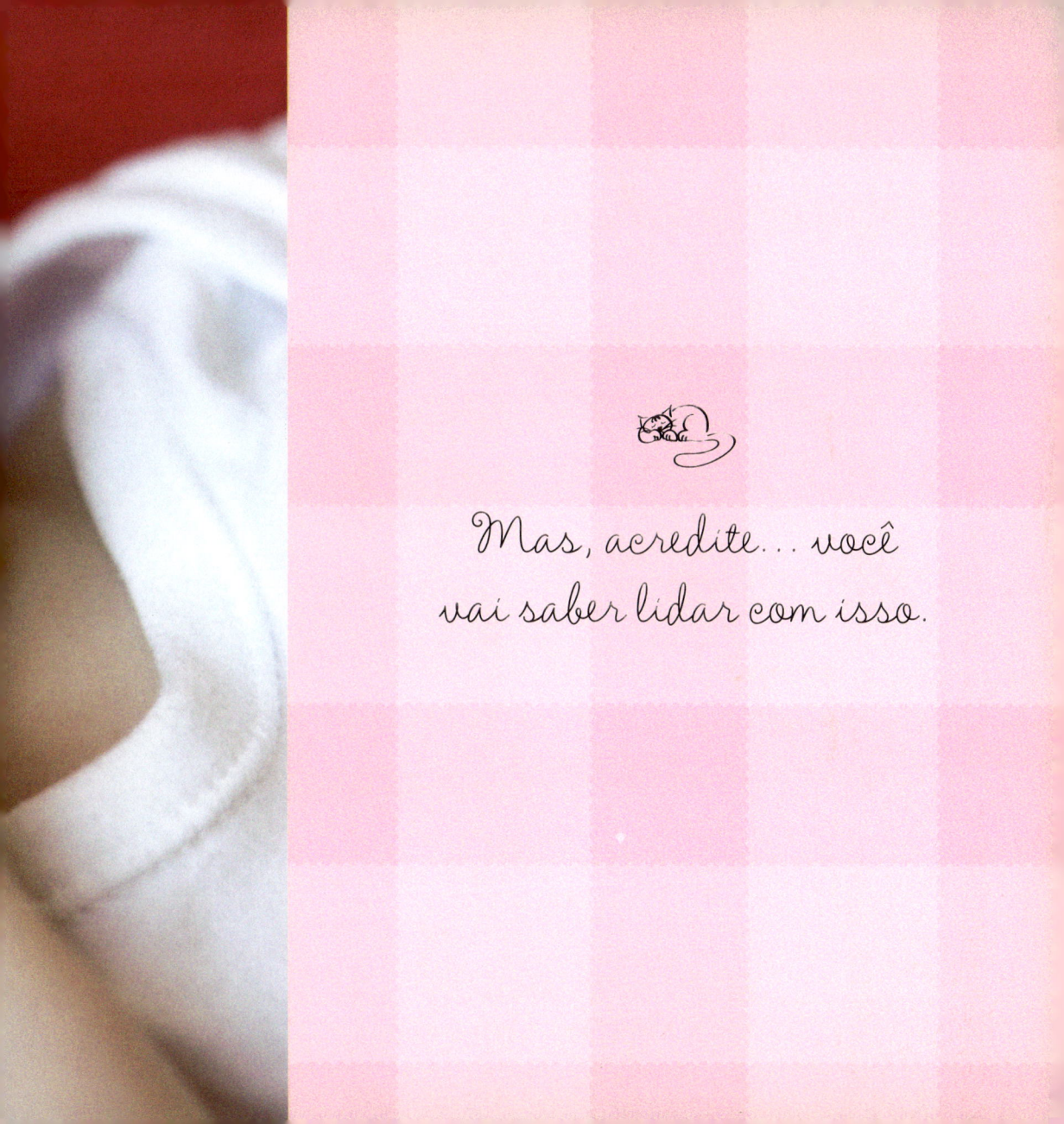

Mas, acredite… você vai saber lidar com isso.

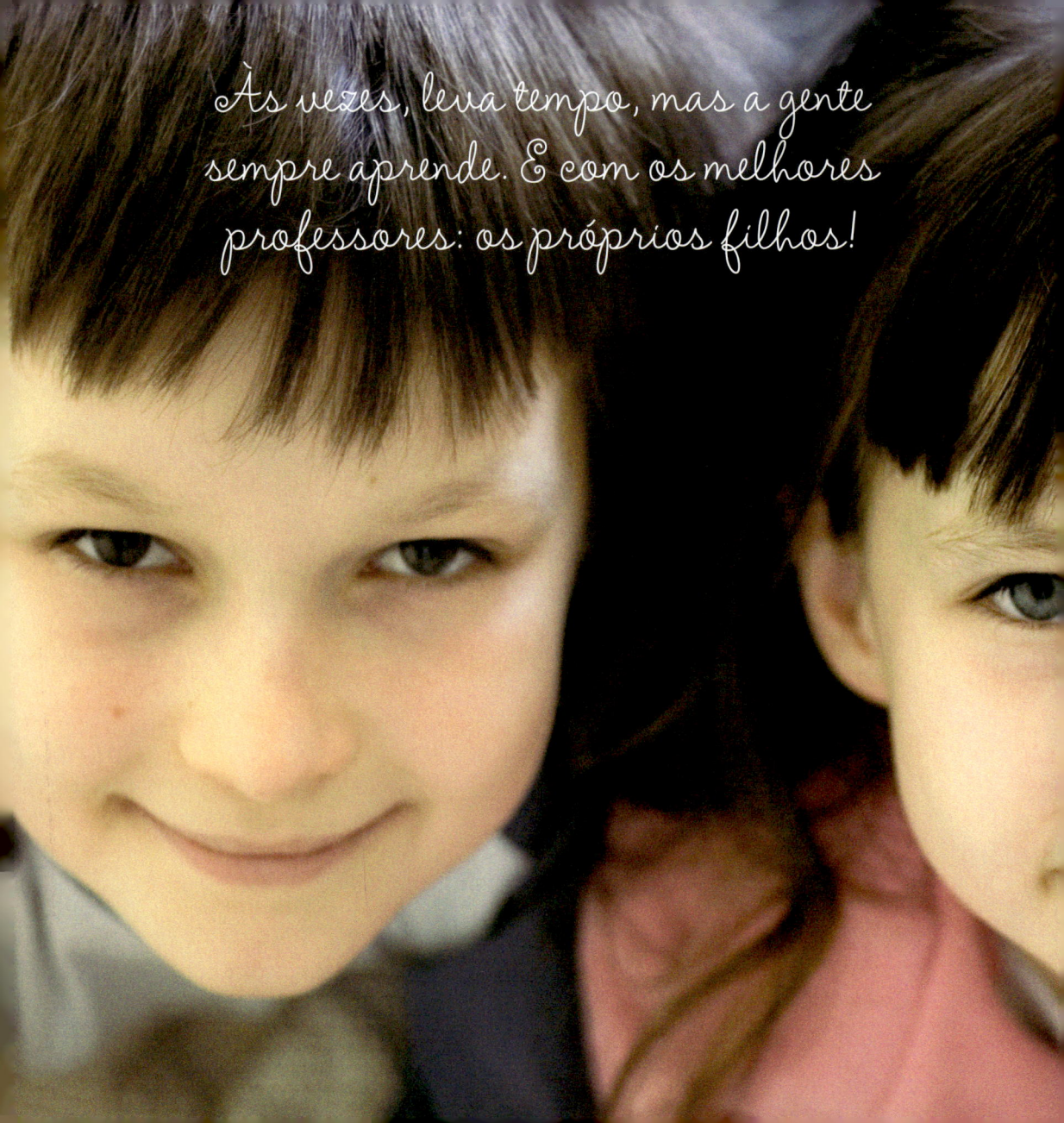

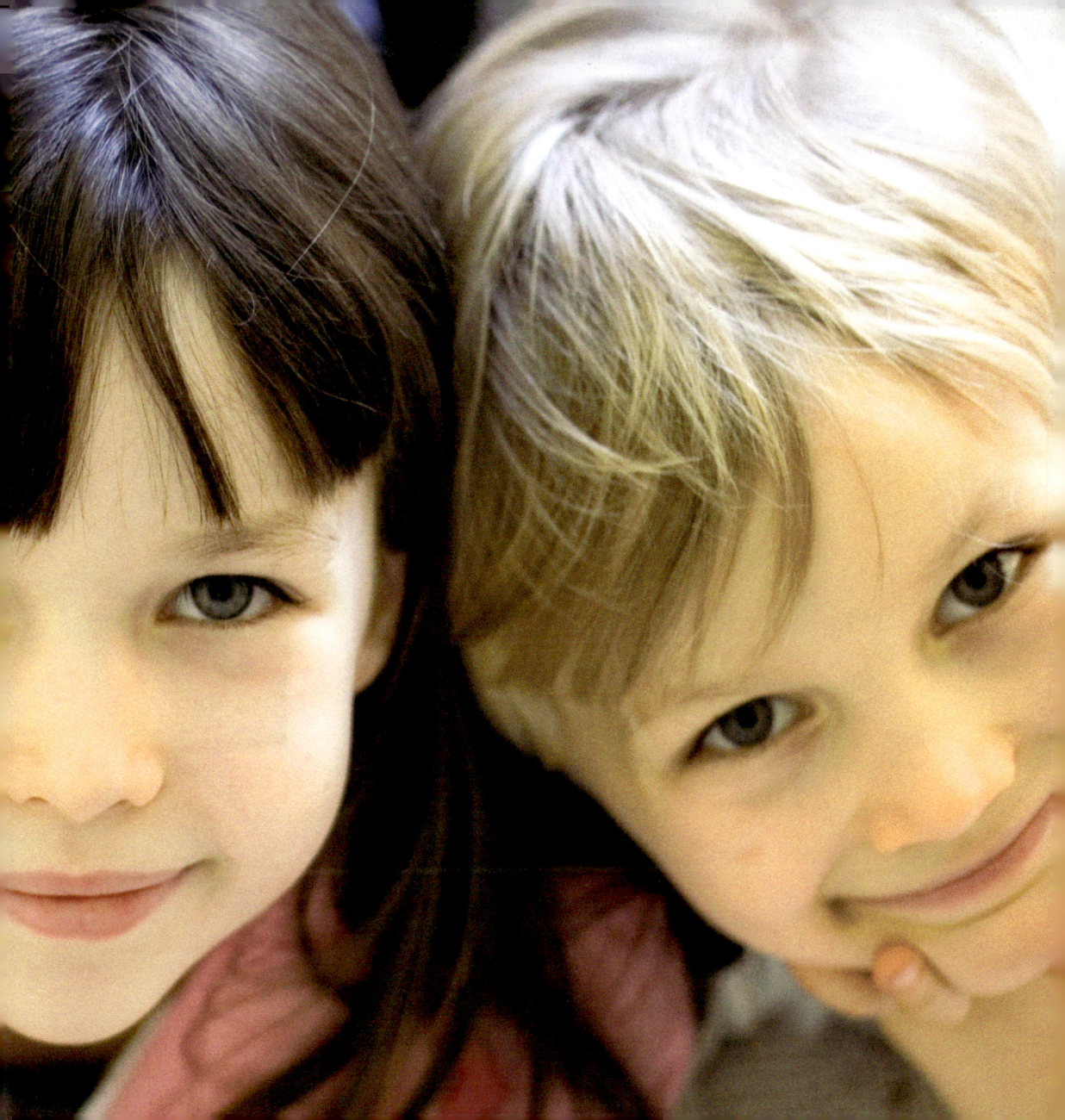

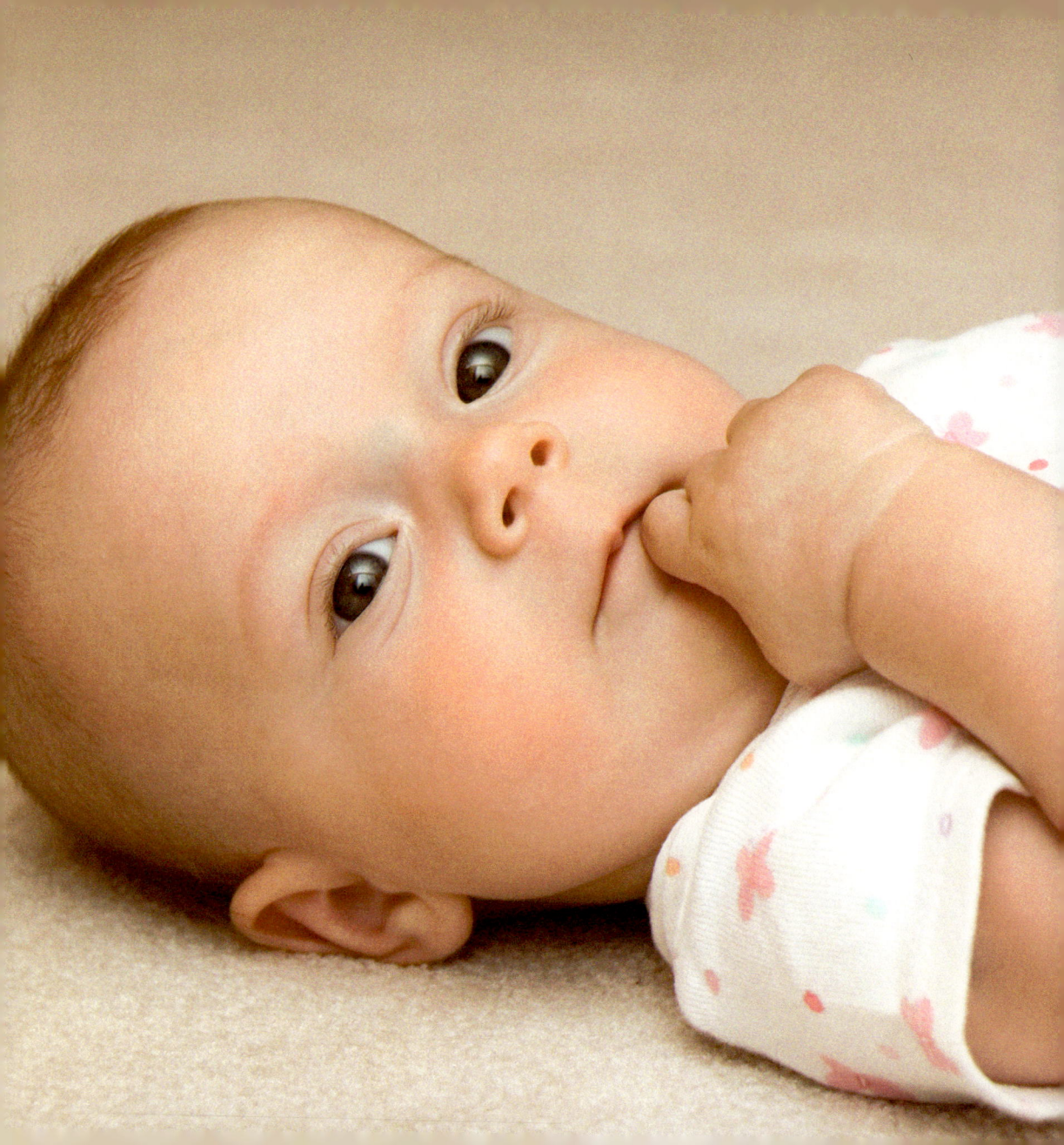

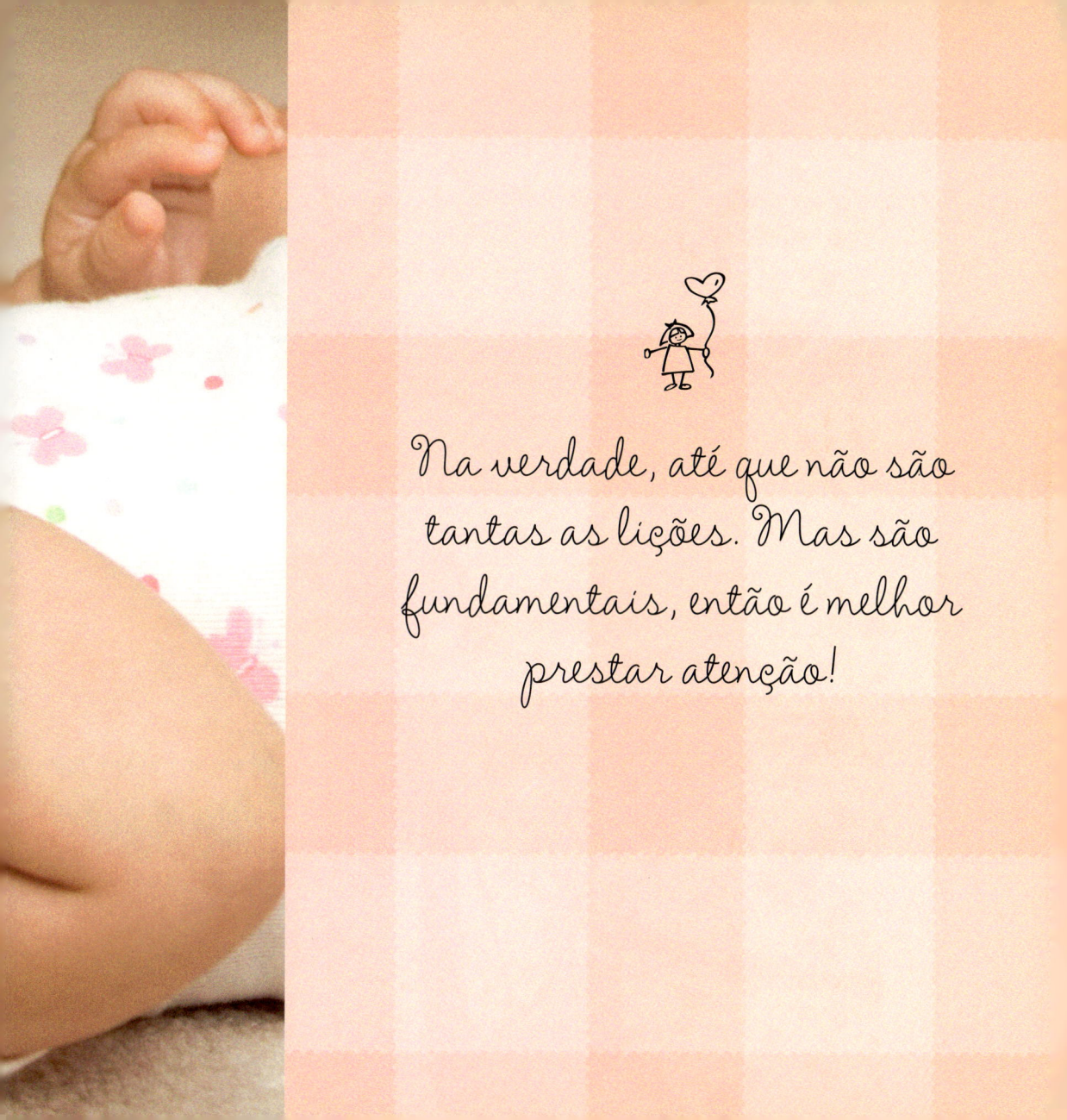

Na verdade, até que não são tantas as lições. Mas são fundamentais, então é melhor prestar atenção!

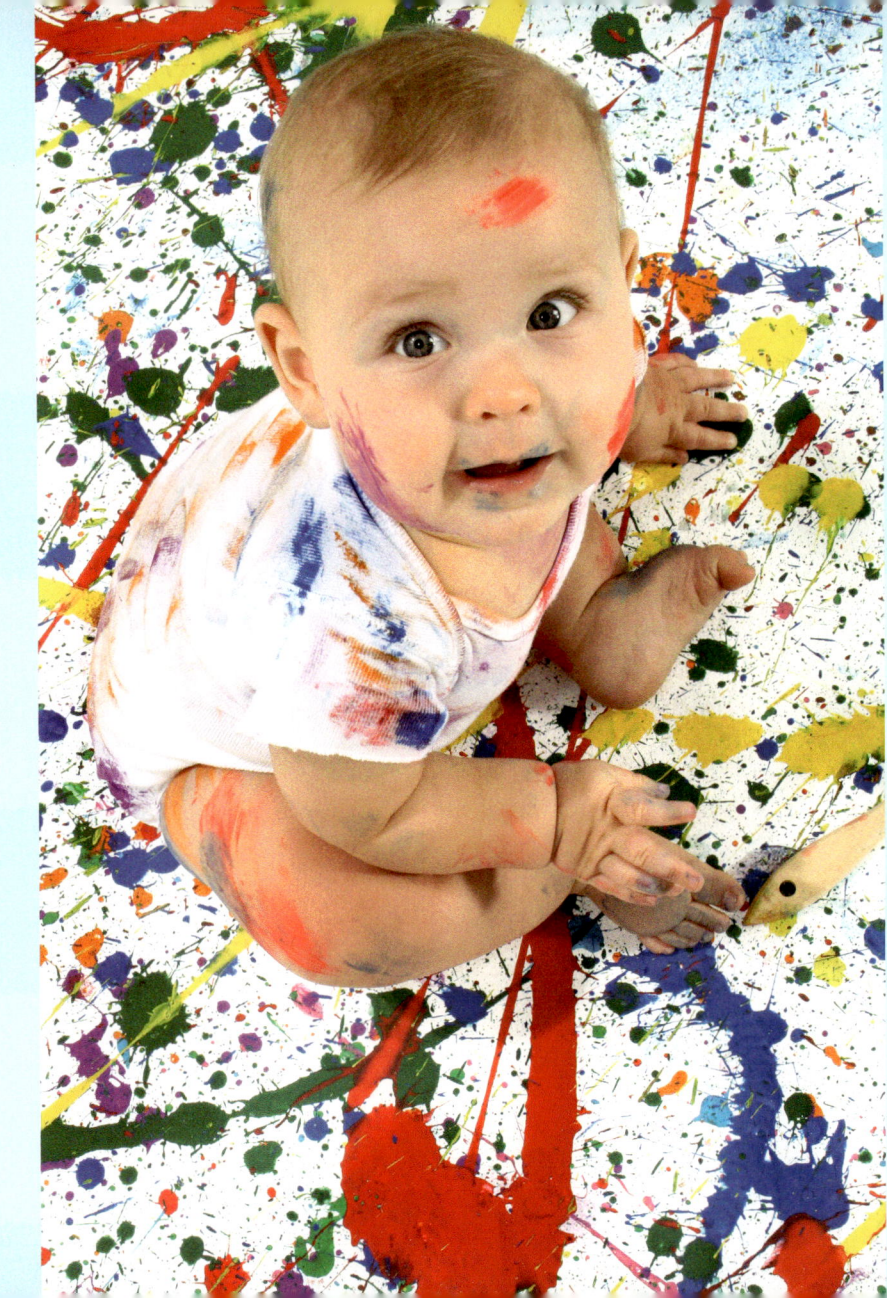

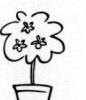

Lembre-se sempre de respirar fundo e contar até dez.

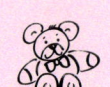

Mesmo quando perder o sono...

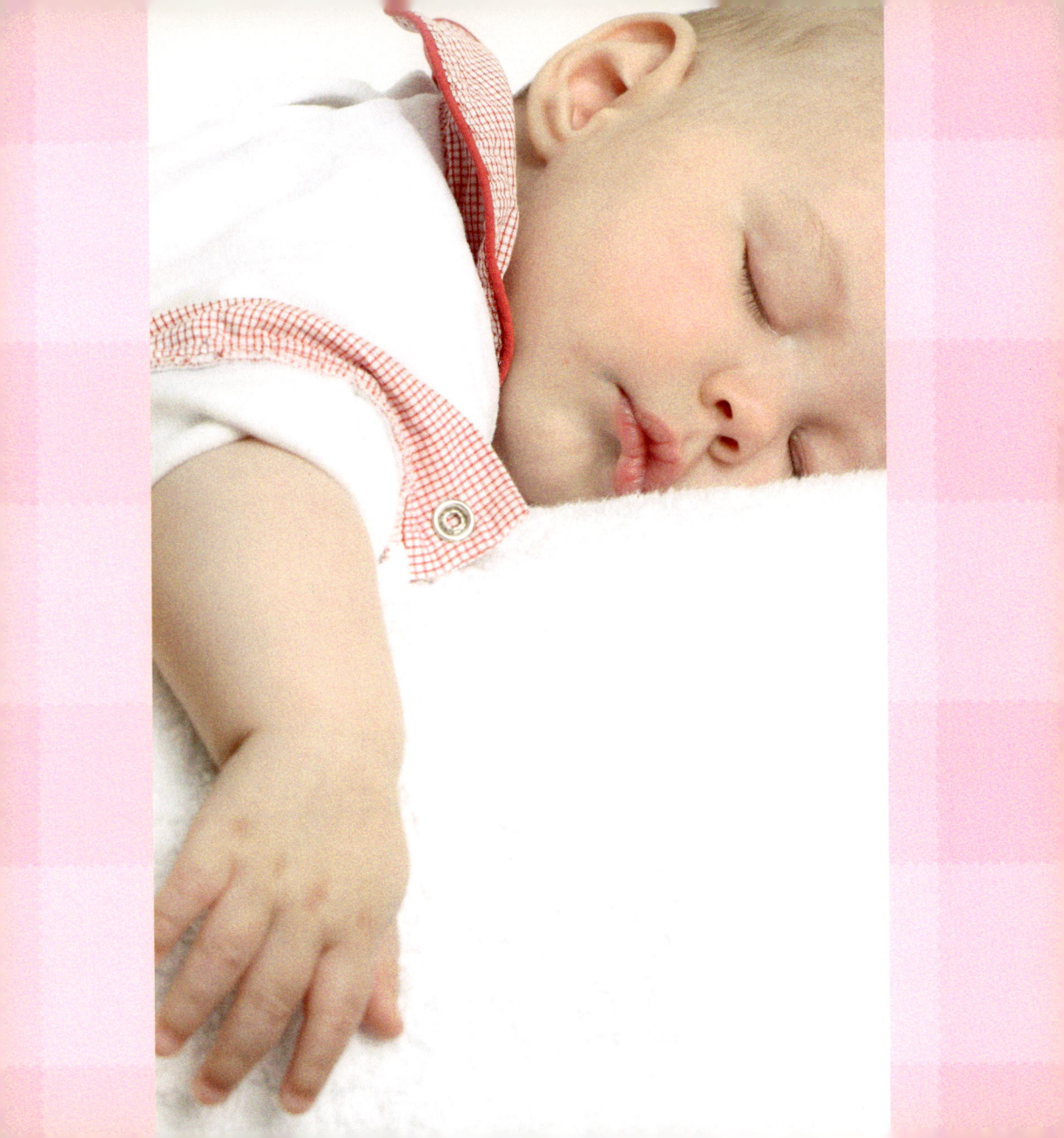

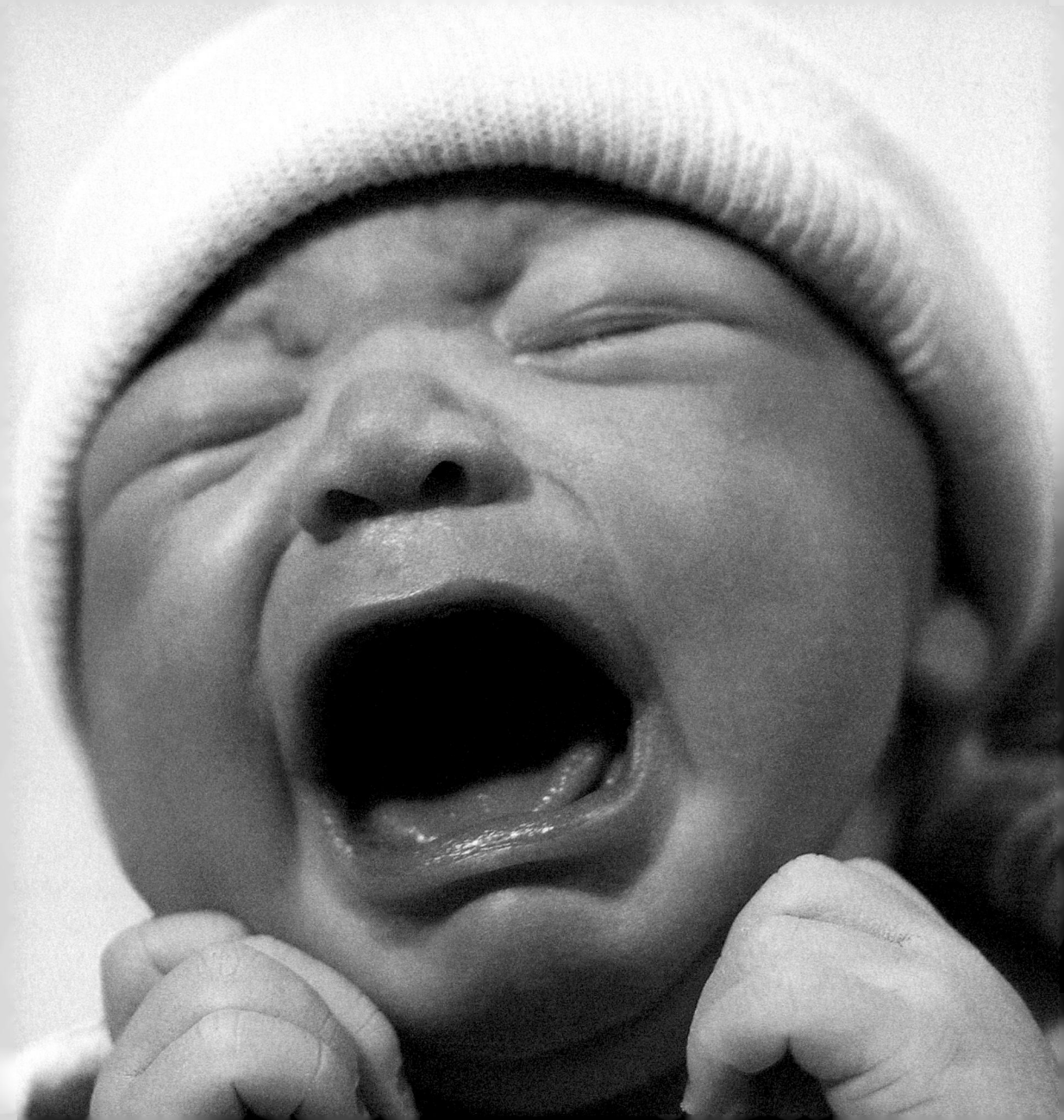

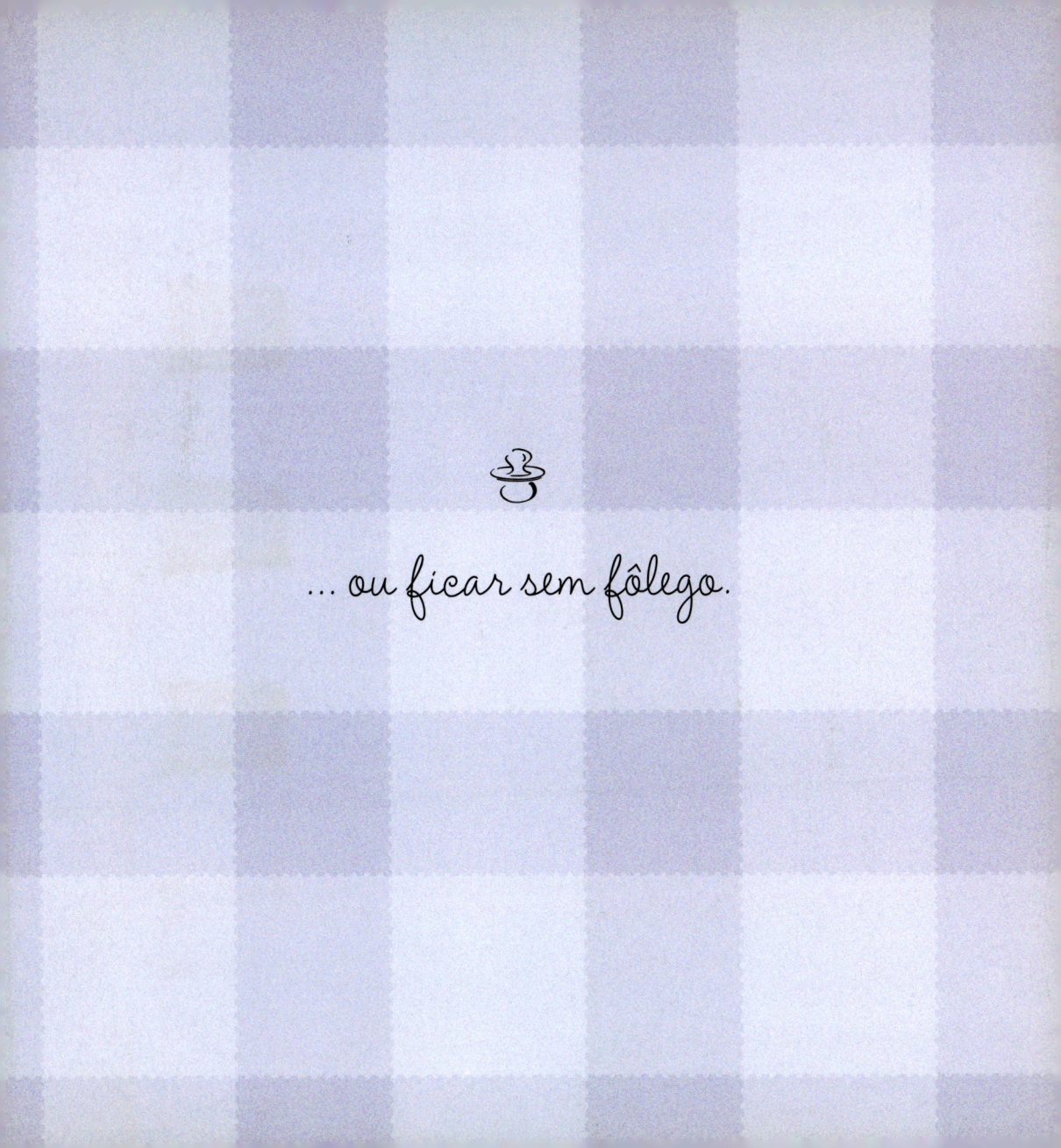

... ou ficar sem fôlego.

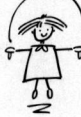

Mantenha a calma.

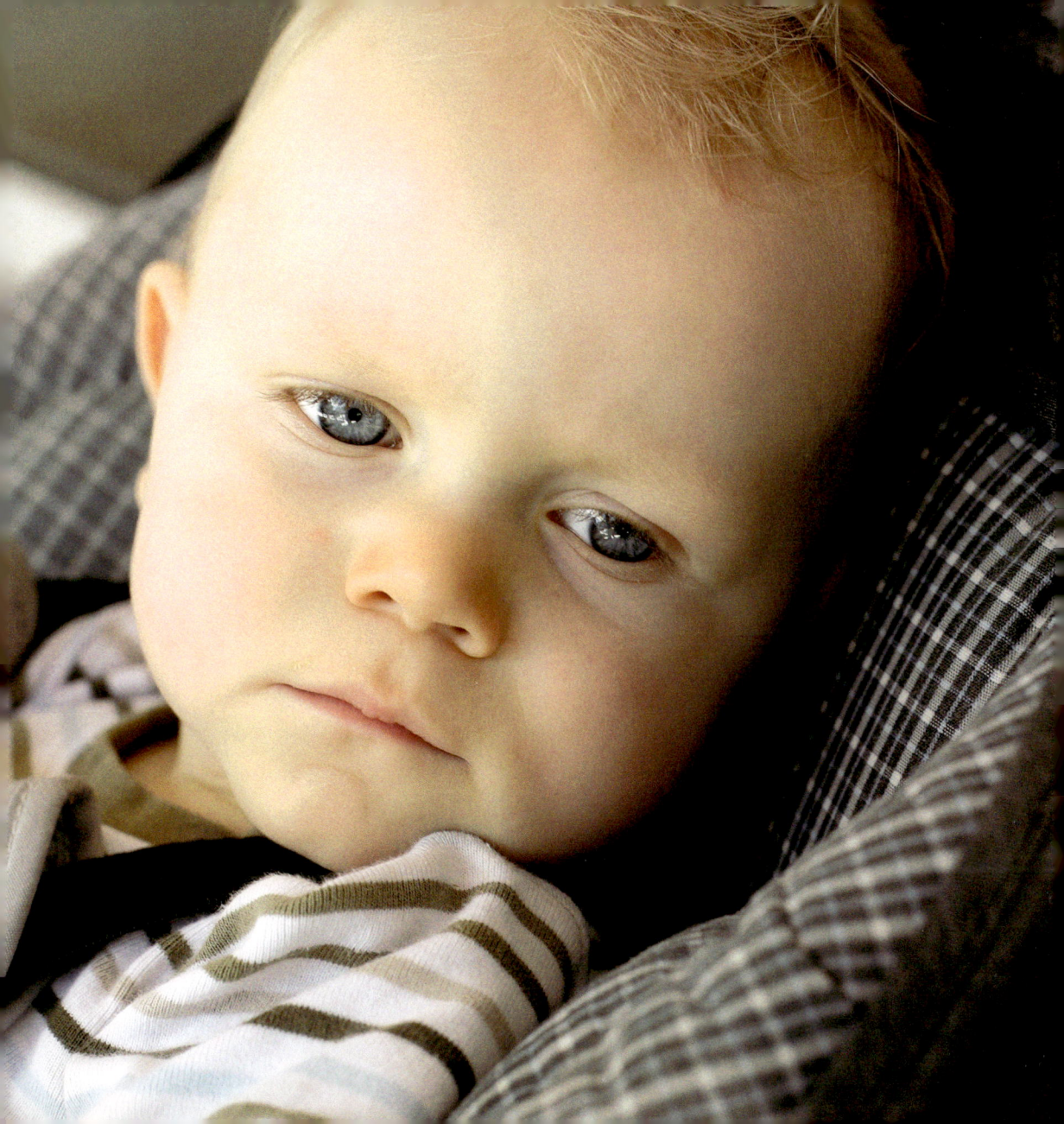

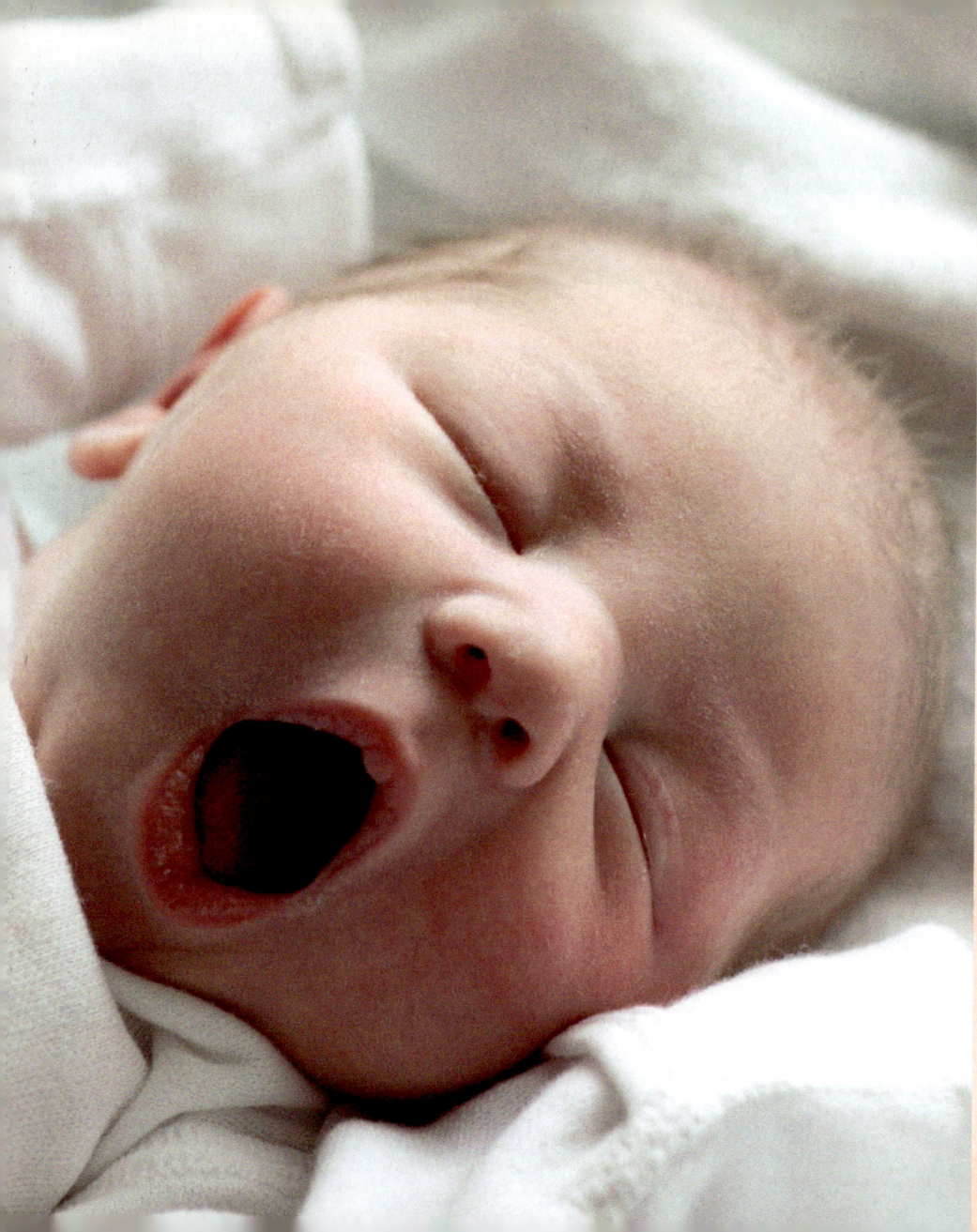

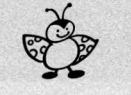

Relaxe sempre que puder.

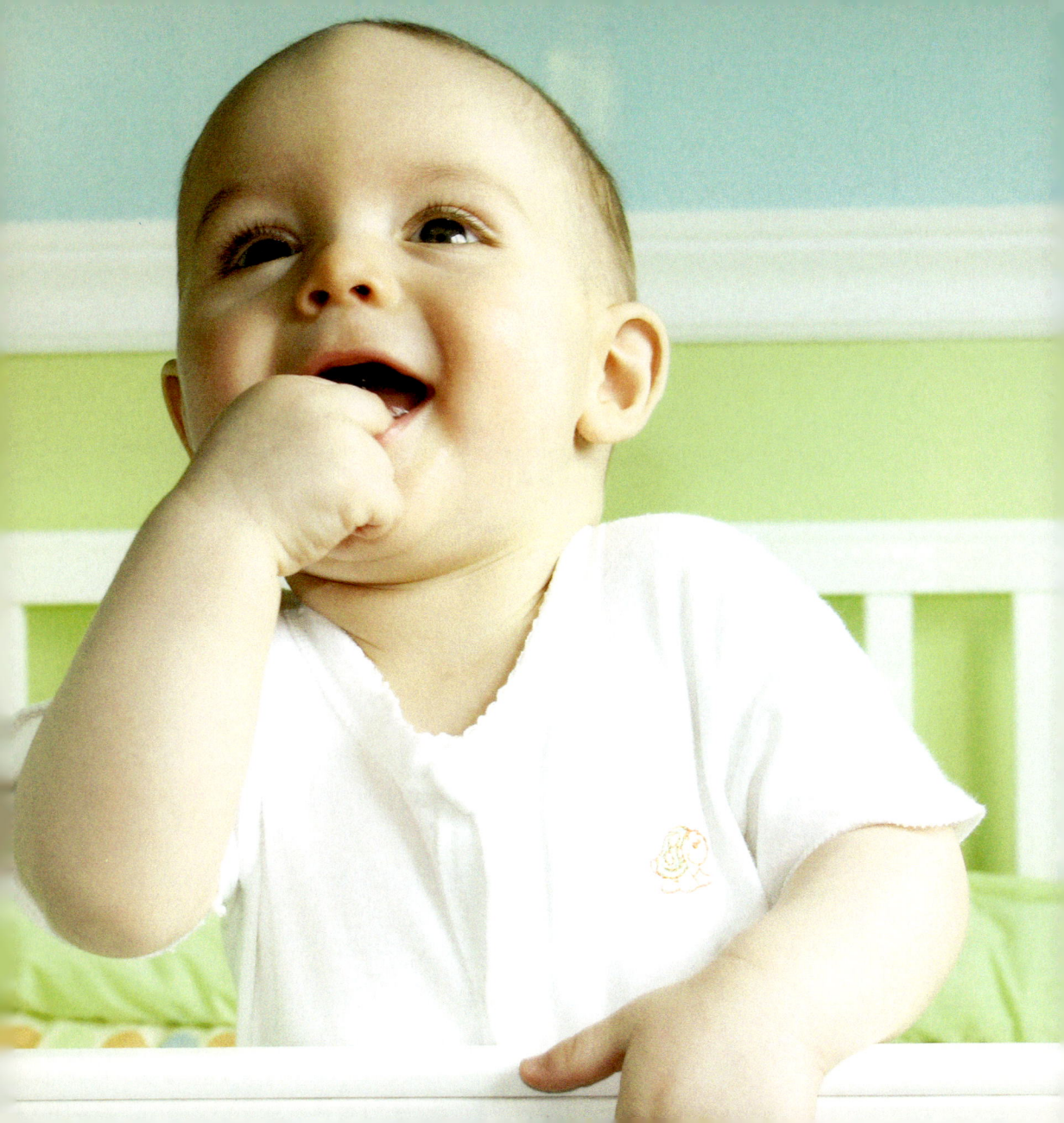

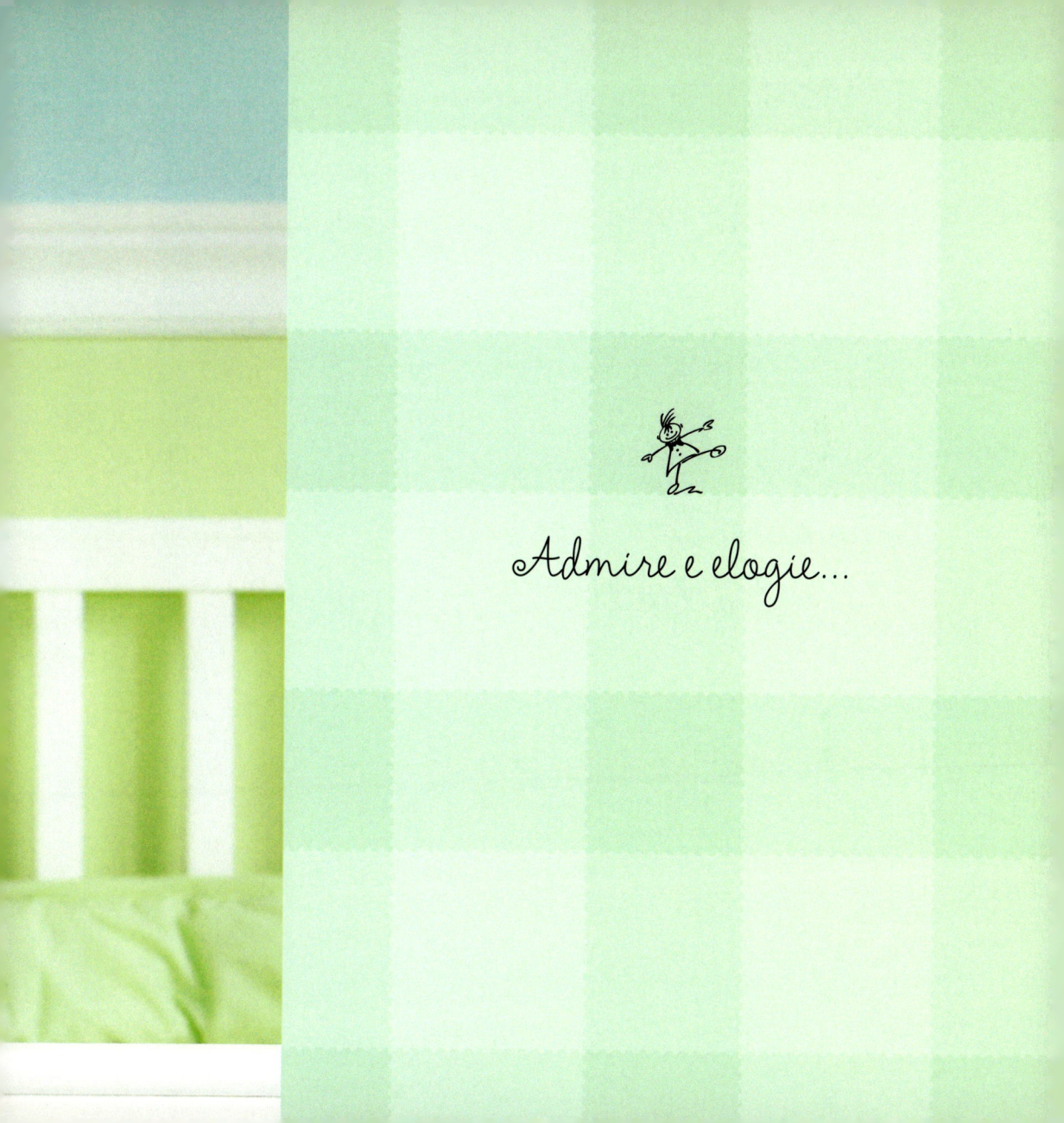

Admire e elogie...

...mas aprenda a dizer não.
(É difícil!)

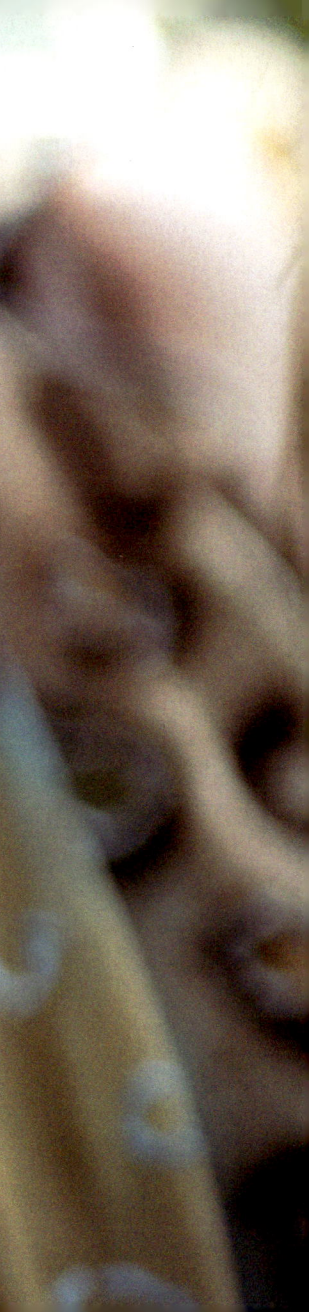

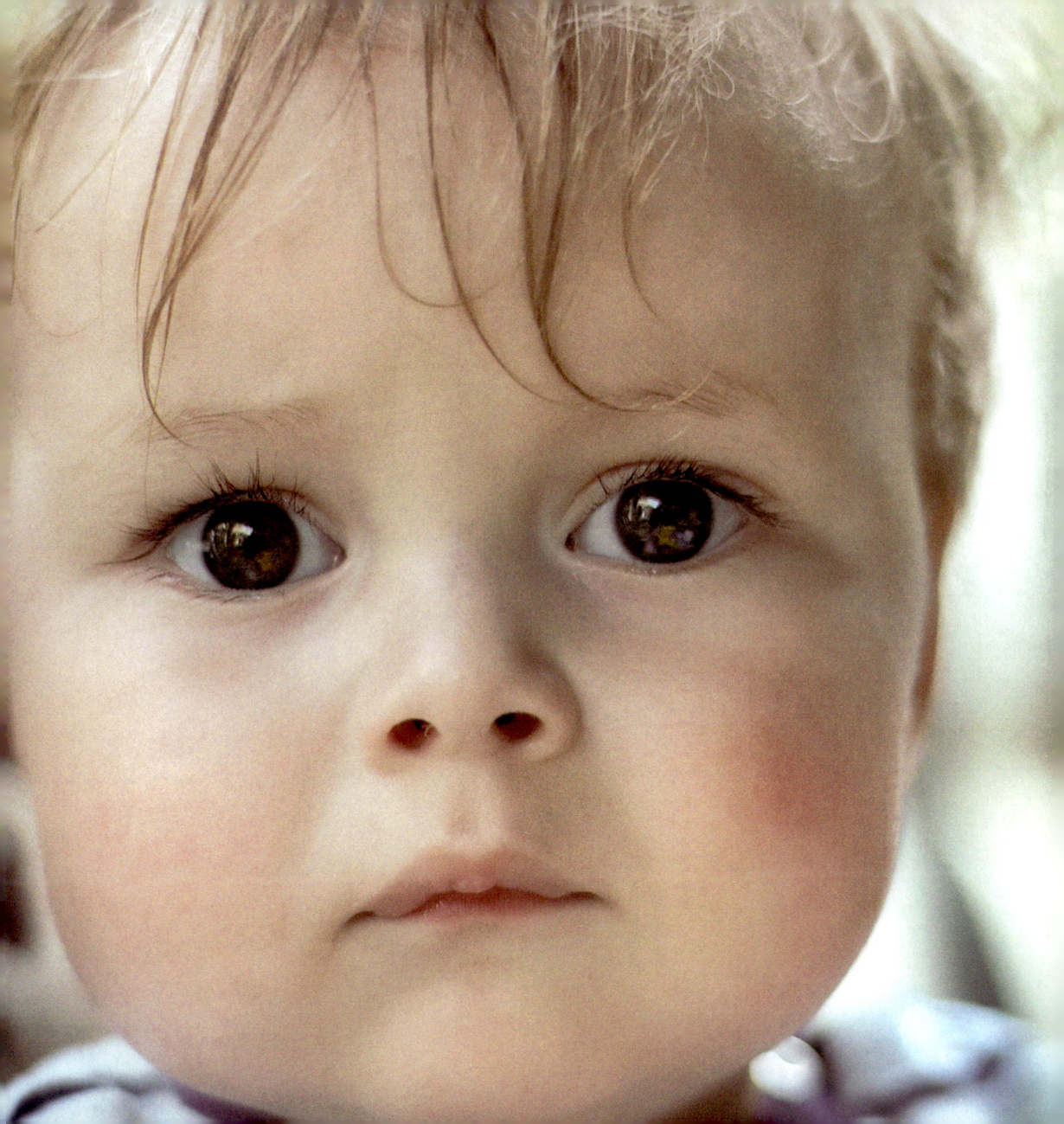

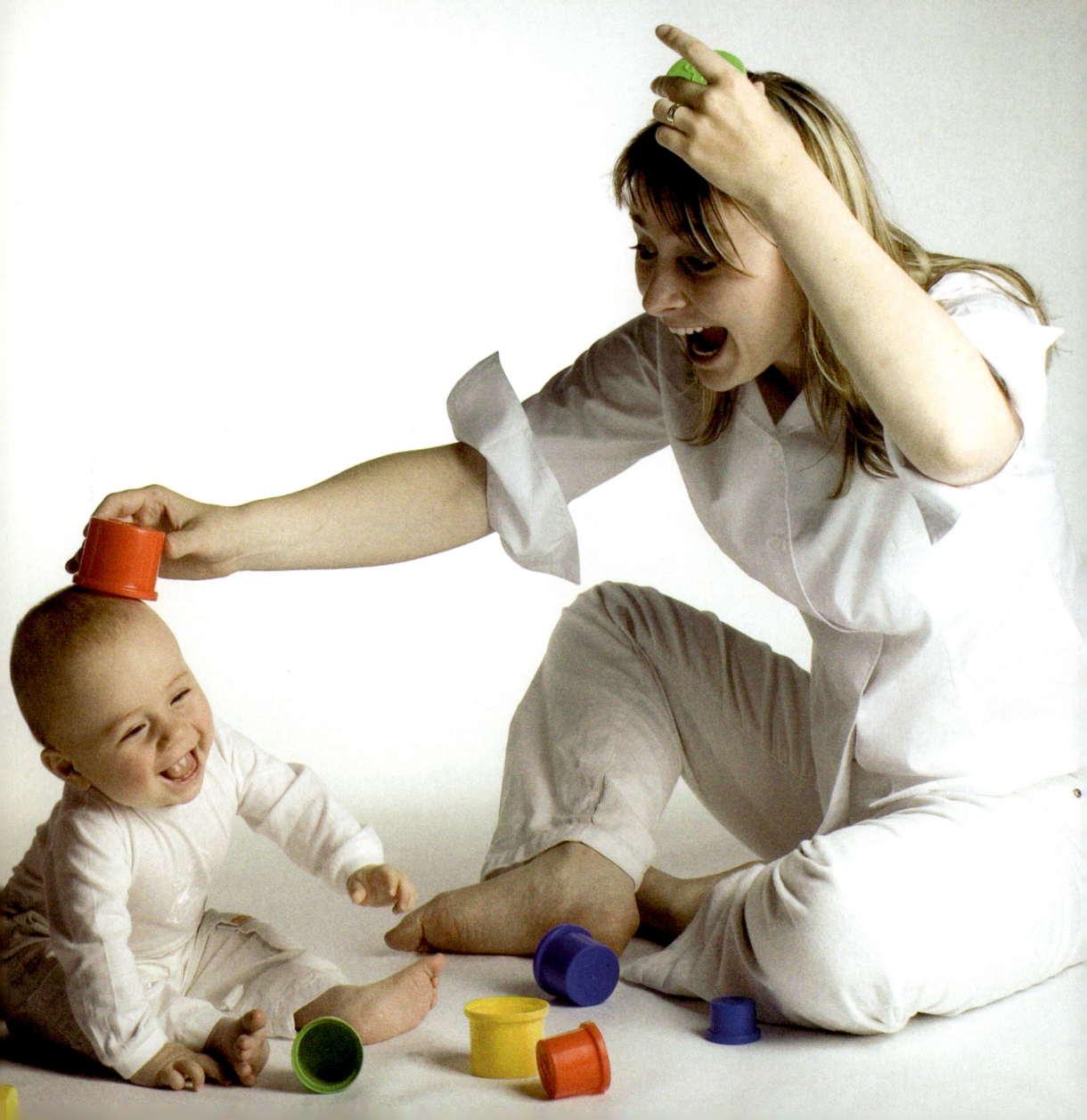

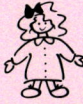

*Acima de tudo,
divirta-se!*

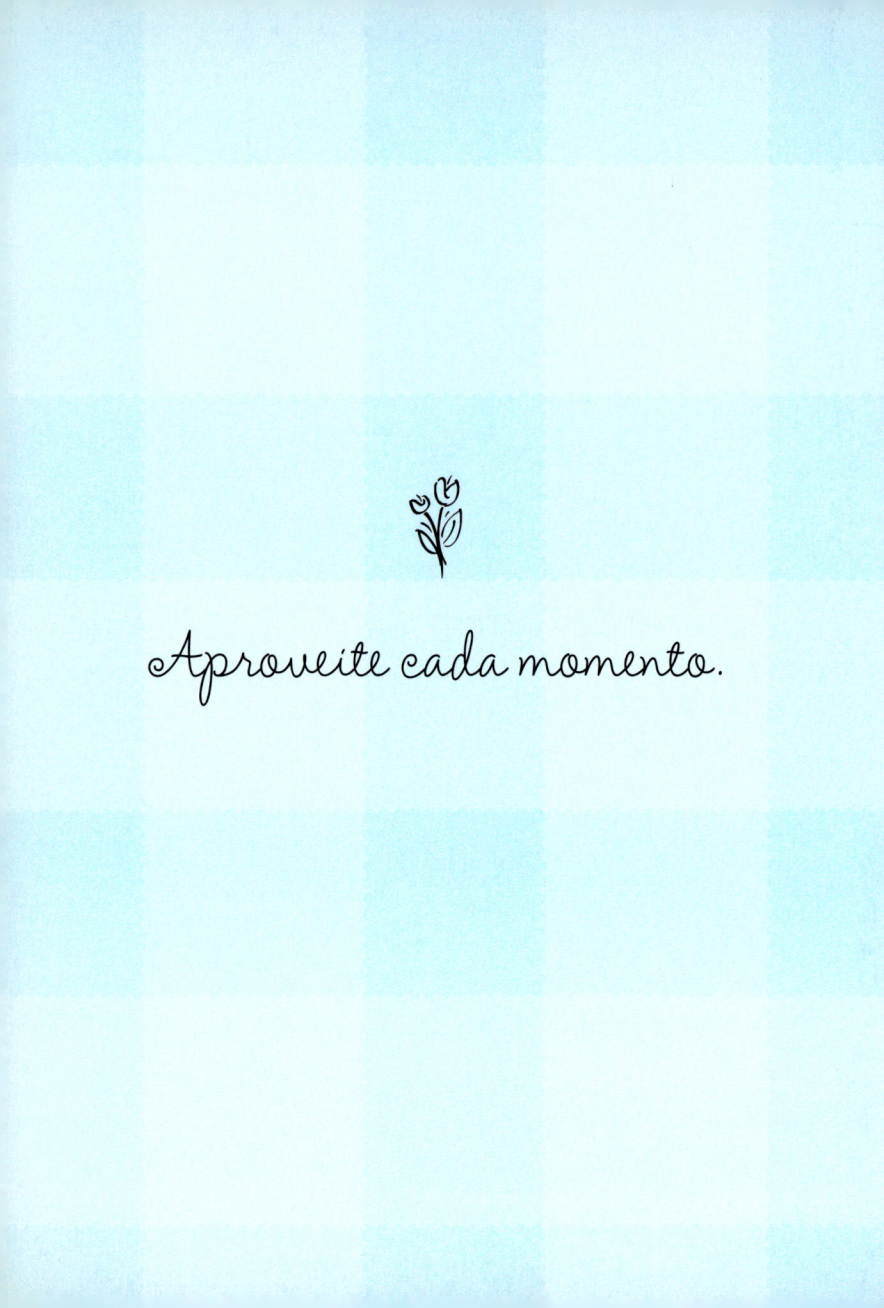

*Aproveite cada momento.*

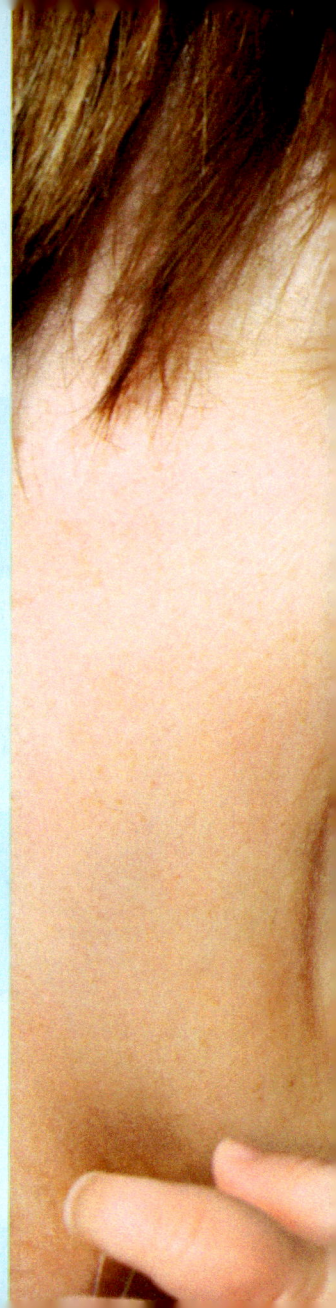

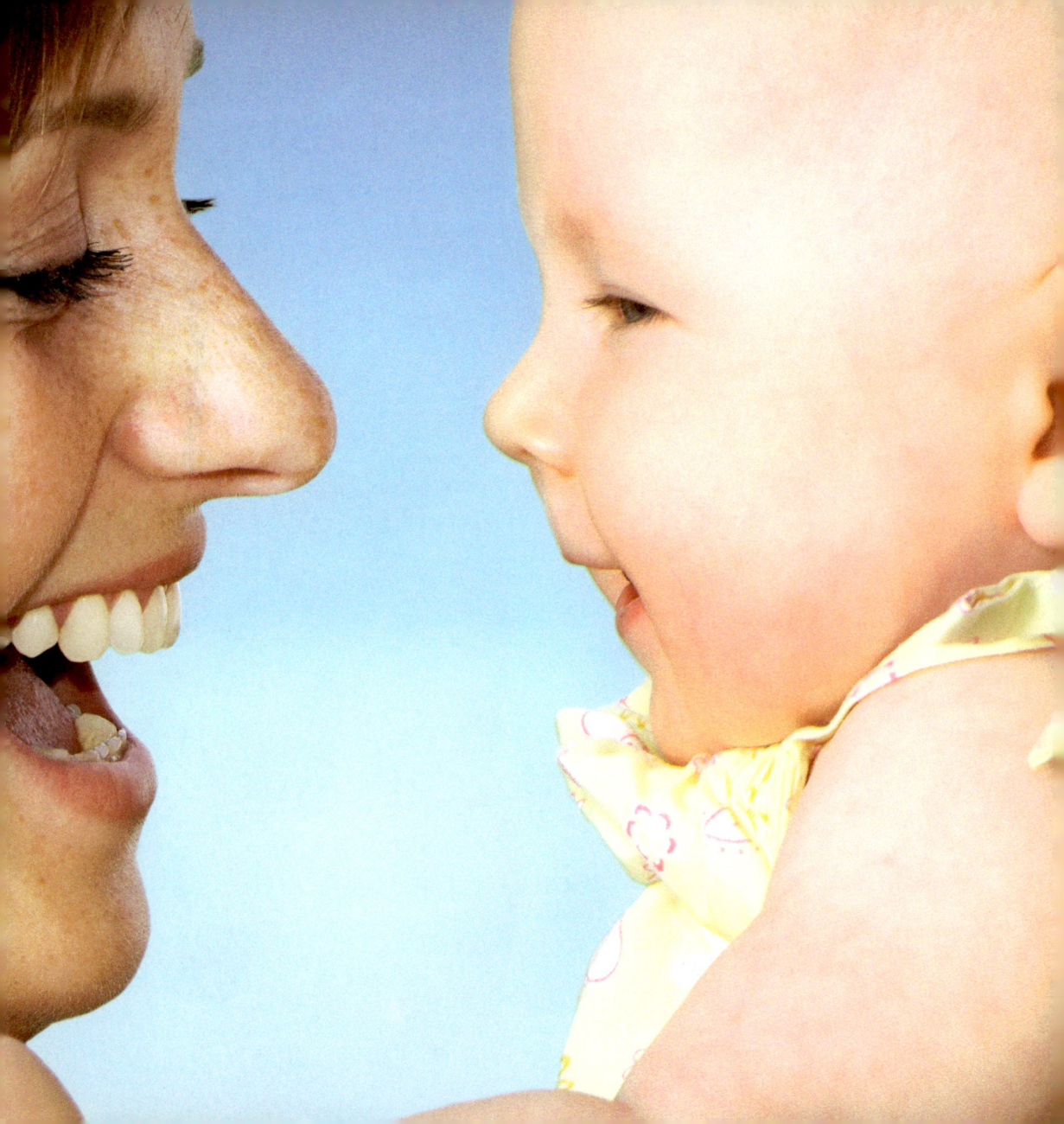

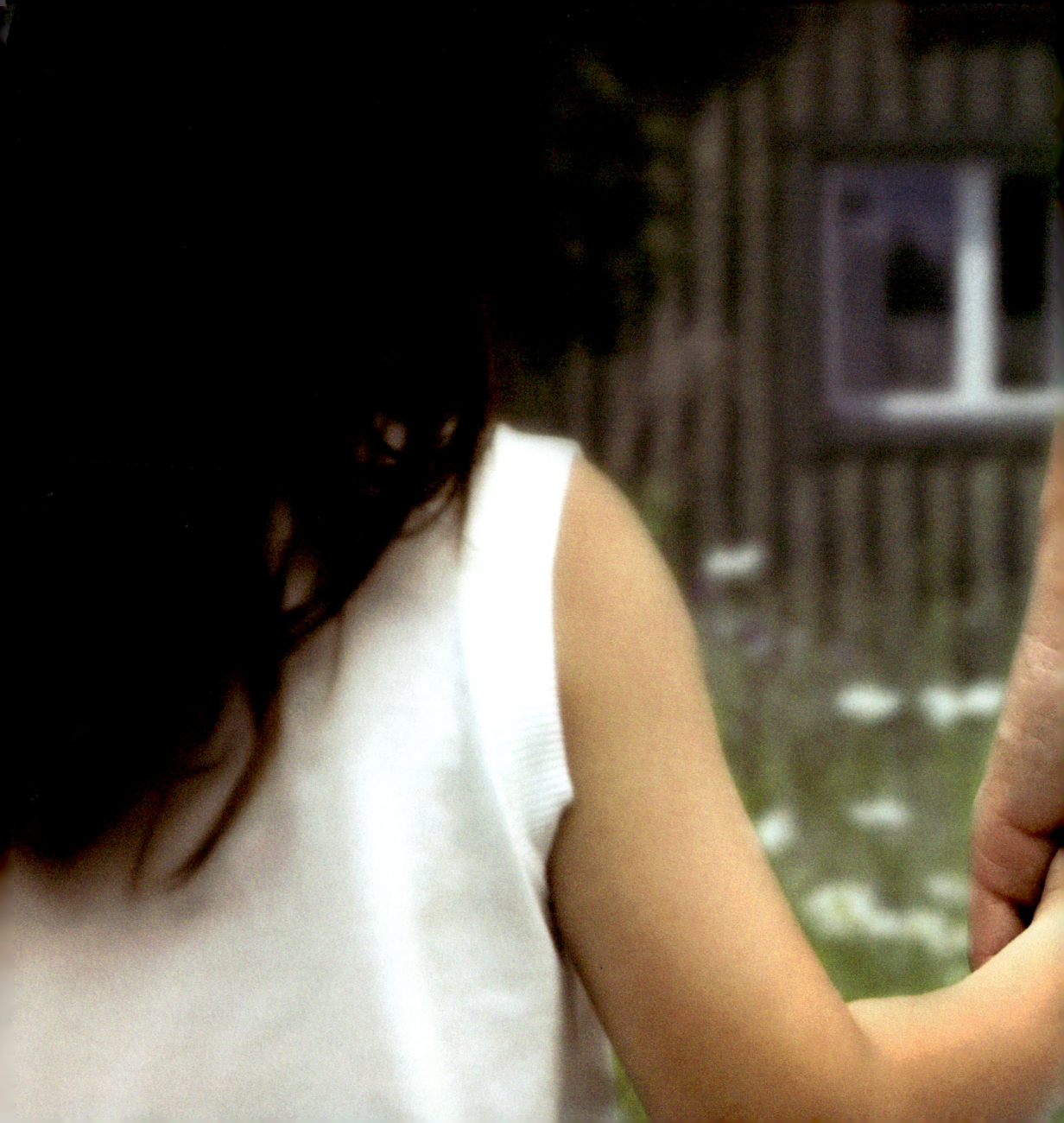

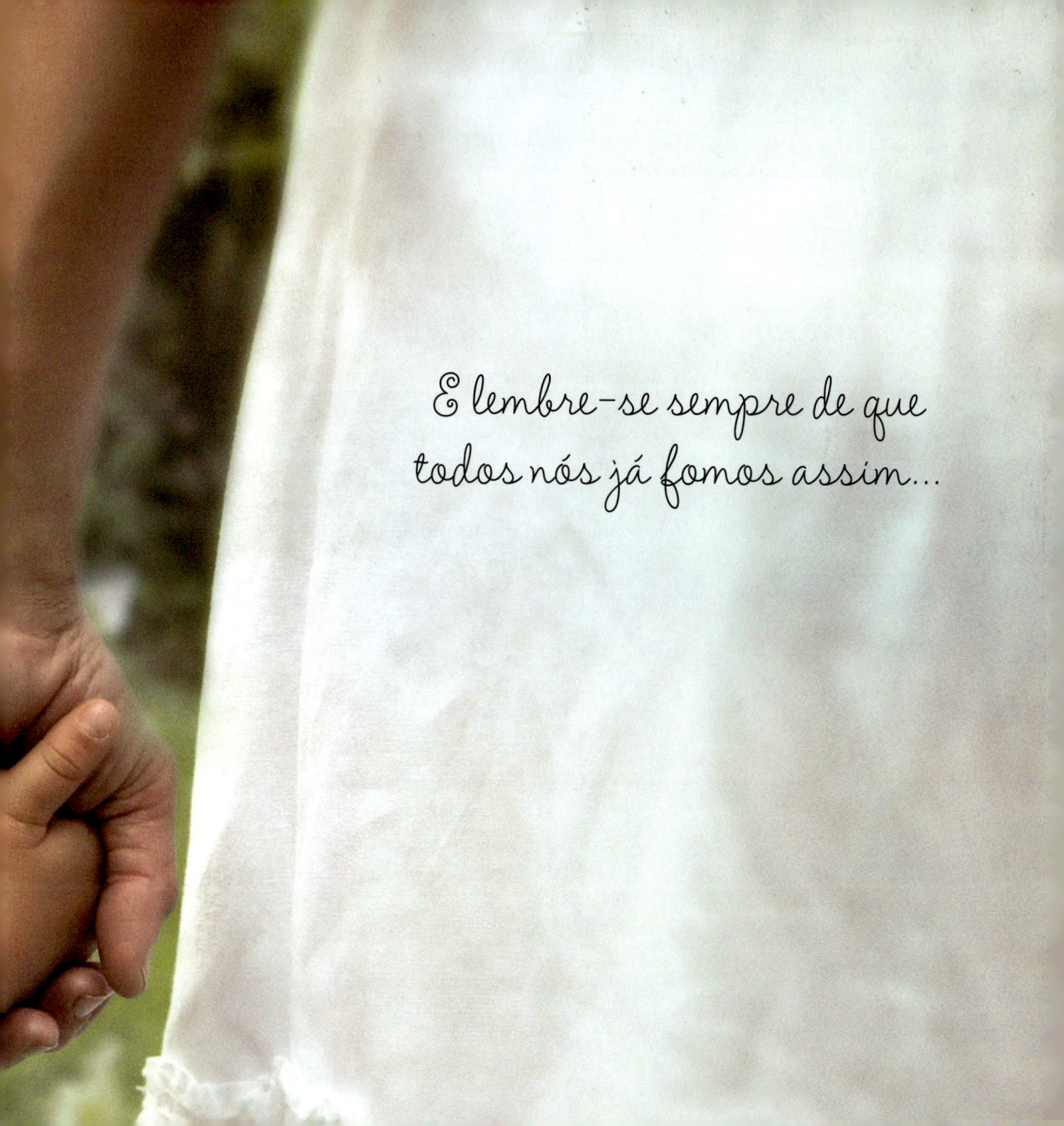

*E lembre-se sempre de que todos nós já fomos assim...*

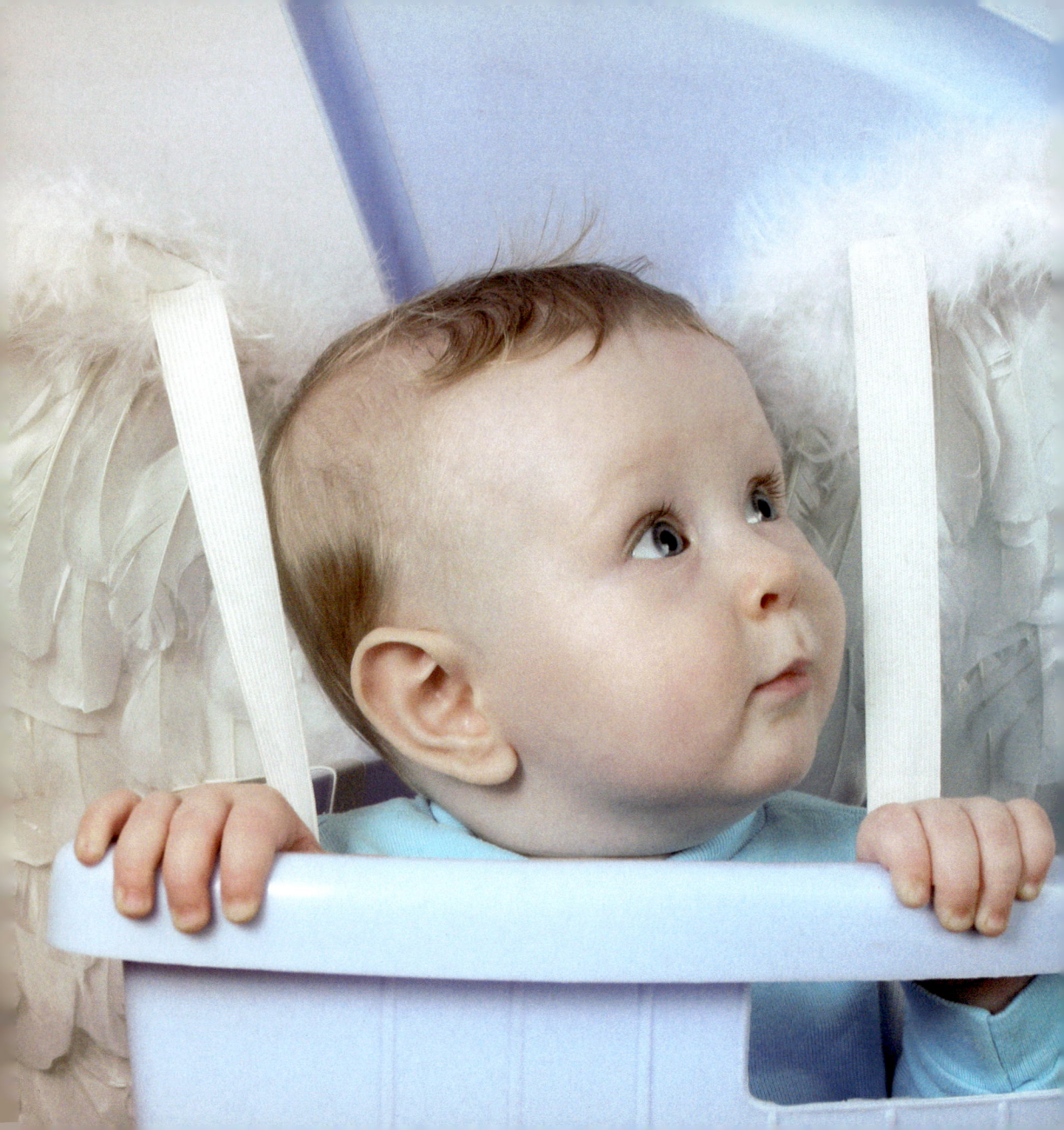

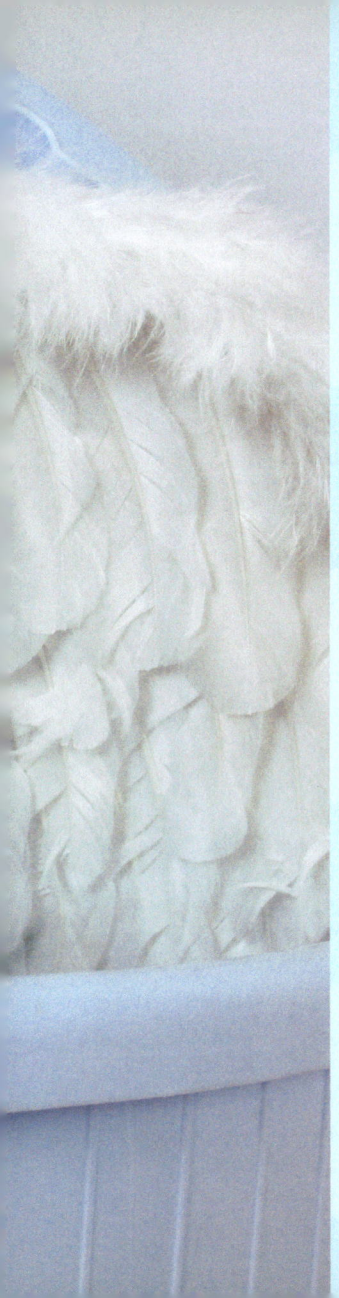

...pequenos anjinhos travessos.

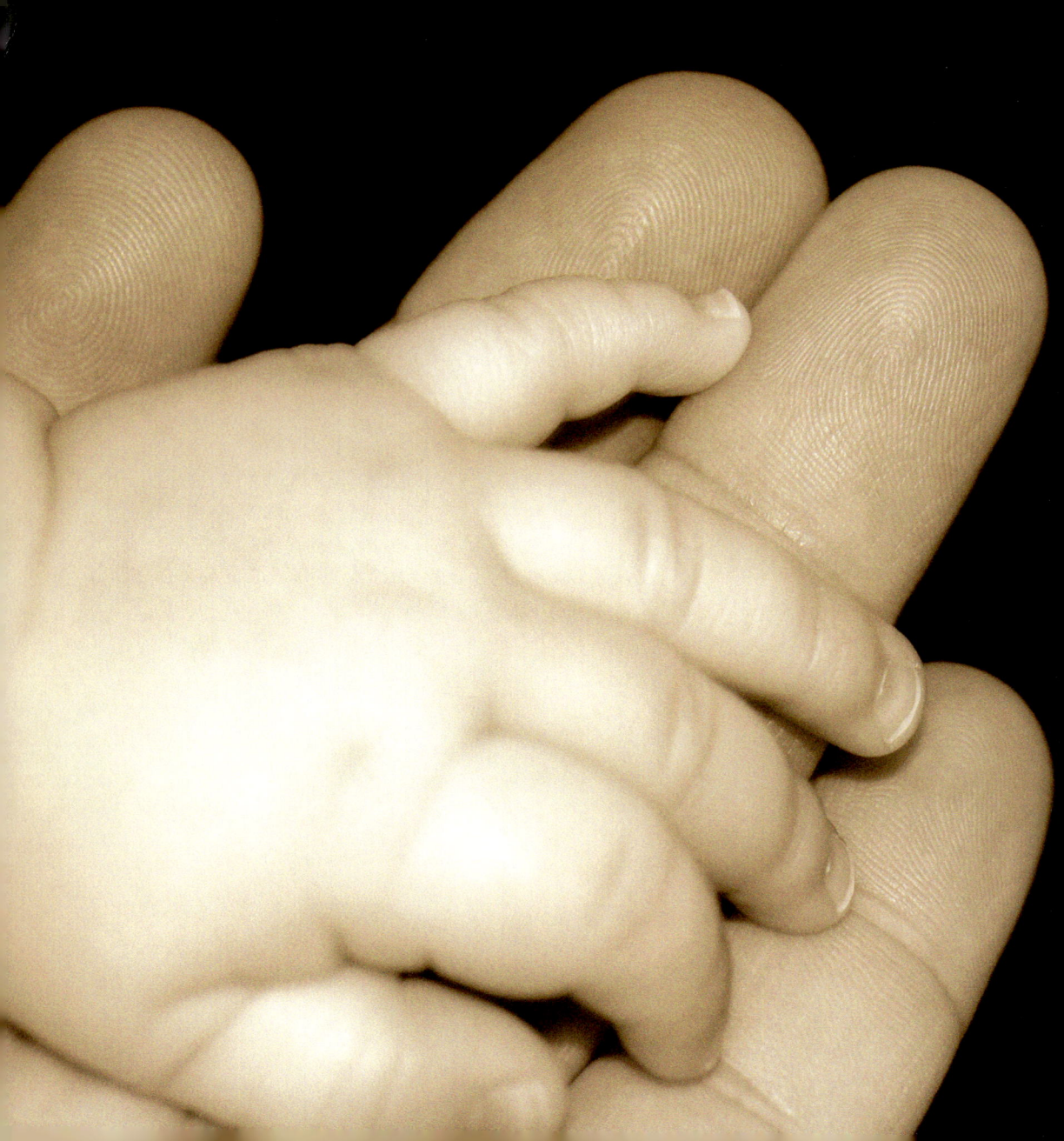

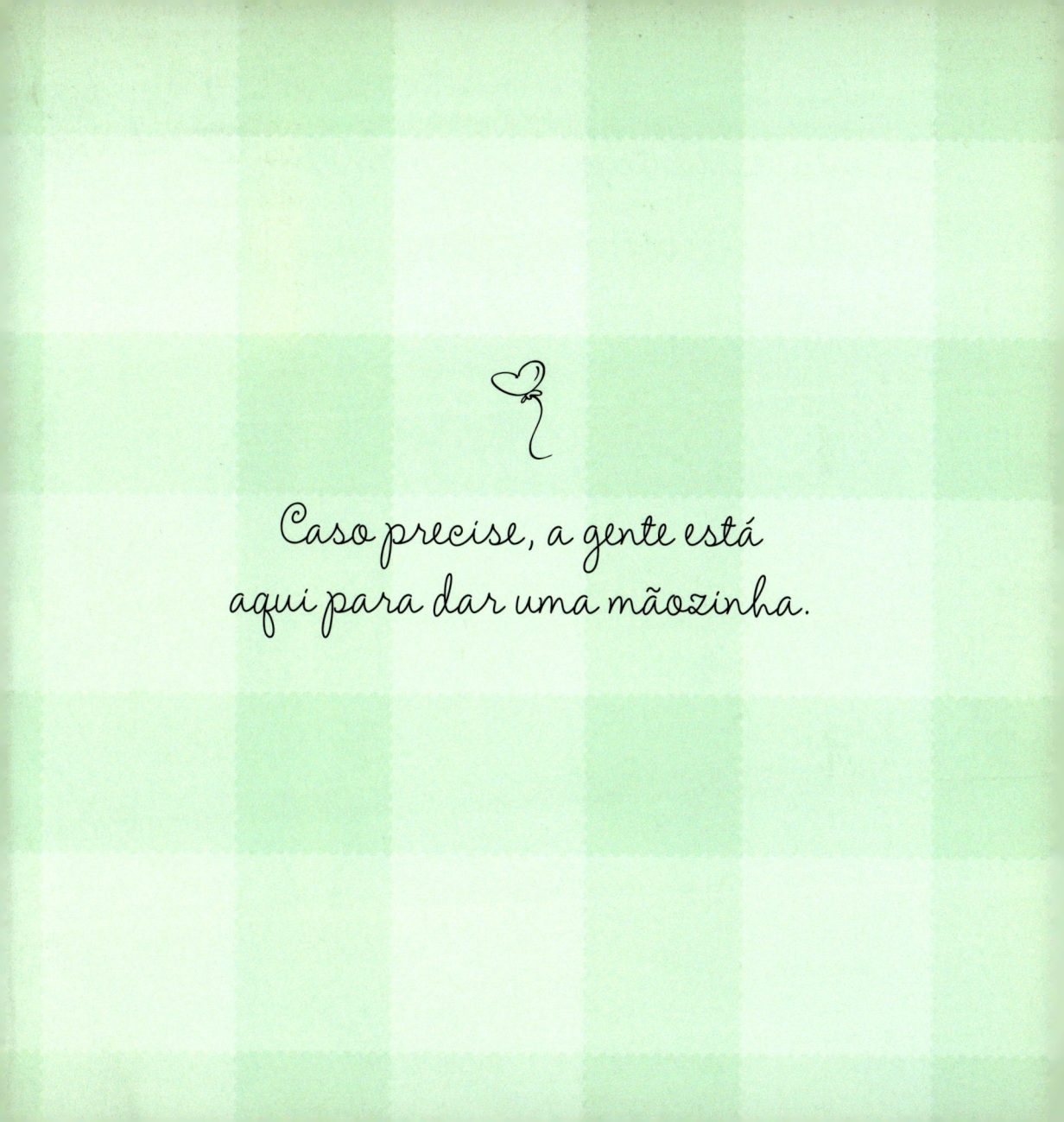

Caso precise, a gente está
aqui para dar uma mãozinha.

E curta bastante seu bebê, mamãe!

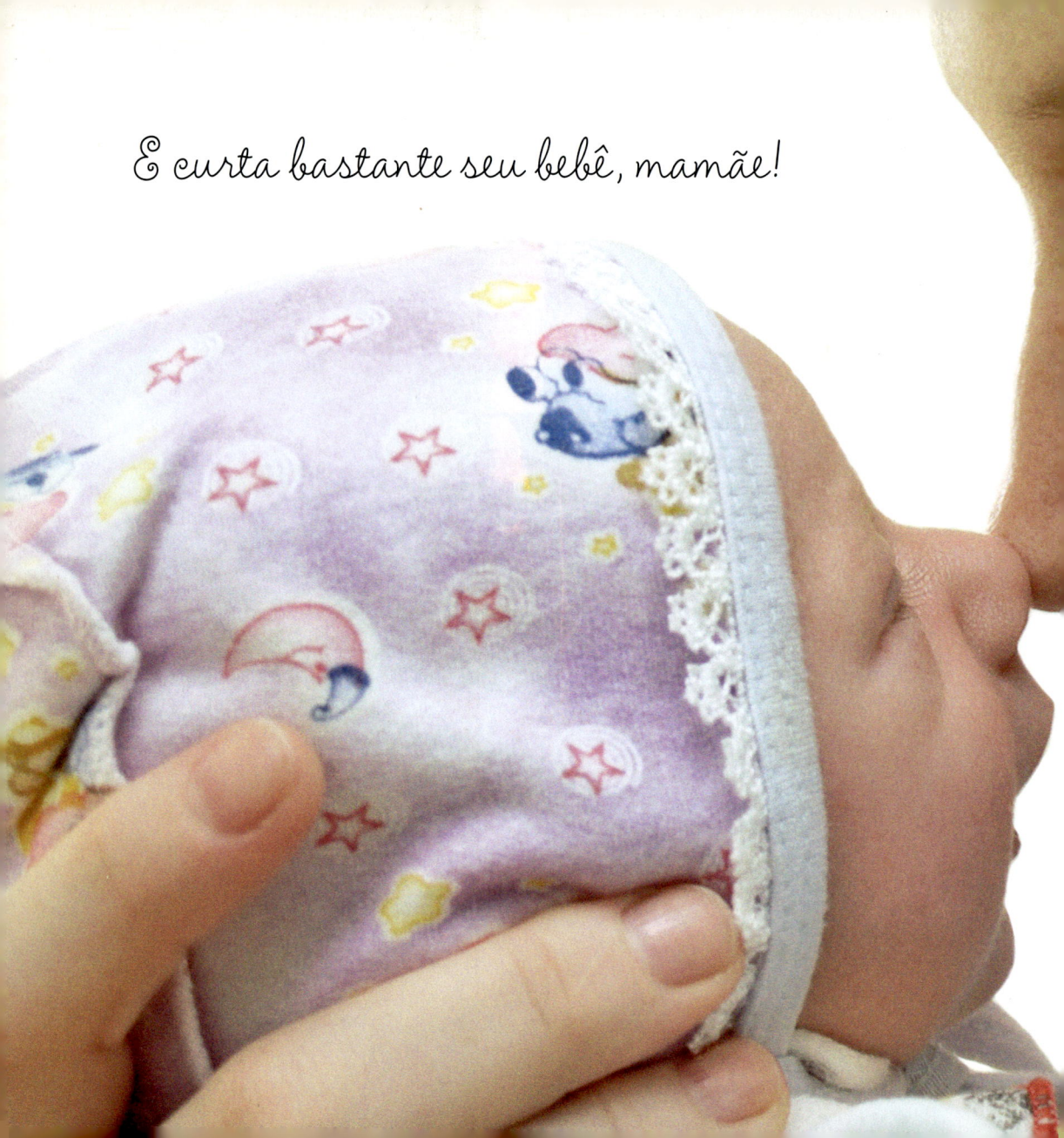

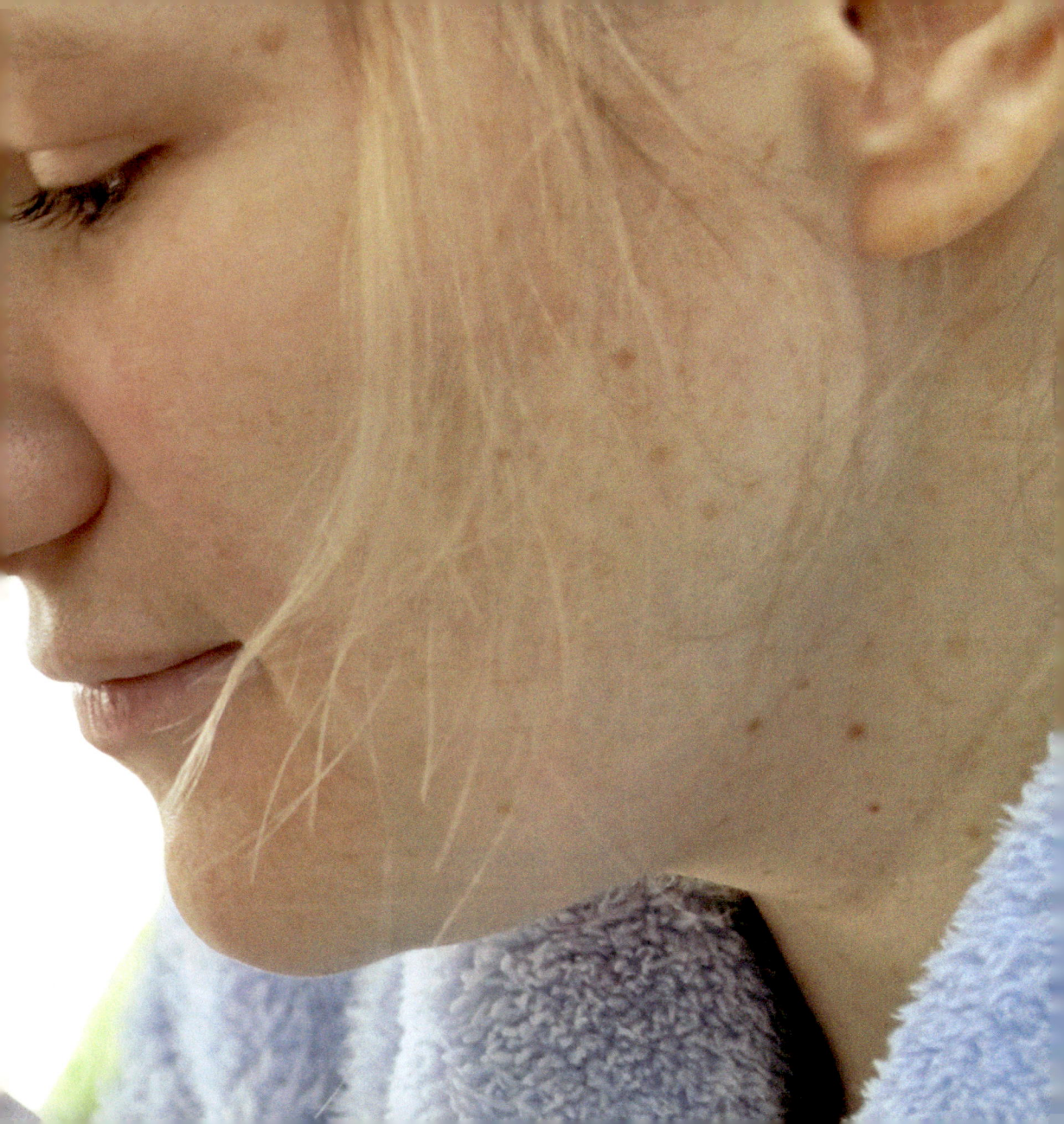

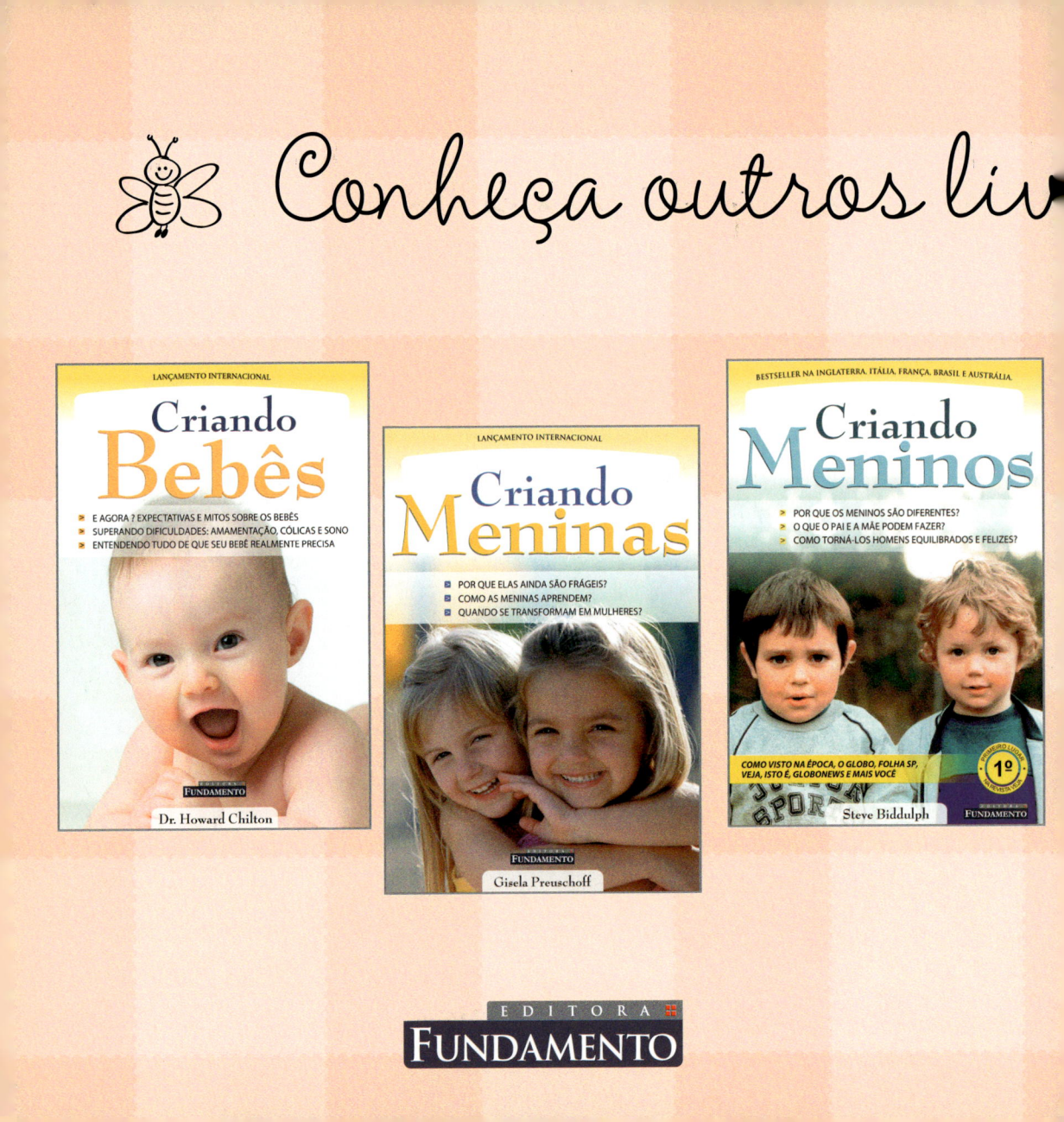

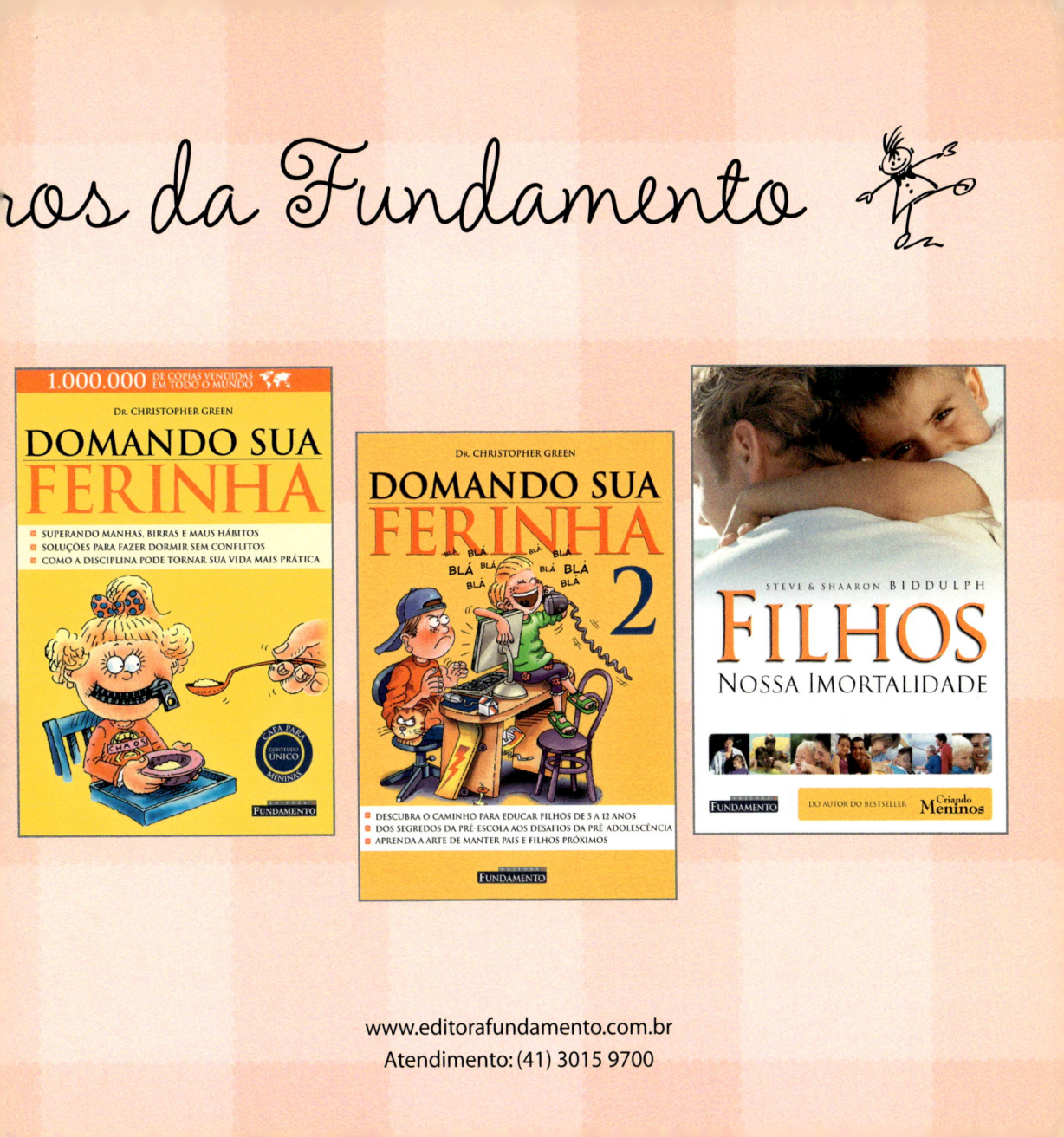